知っておきたい

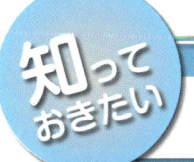

医薬品開発―承認申請―市販後業務のための

英単語・英語表現
第2版

著　内田たけみ

じほう

第2版 出版にあたって

　2010年2月に「知っておきたい英単語・英語表現」が出版されて以来4年半が過ぎました。おかげさまで多くの方々の好評を得ることができ，ここに第2版を出版することになりました。

　初版では株式会社じほうの月刊誌「PHARM TECH JAPAN」に連載させていただいた「知っておきたい英語表現・英単語の正しい使い方」をまとめて掲載しましたが，その後も「PHARM TECH JAPAN」には新シリーズとして「知っておきたい英単語・英語表現」を連載させていただきました。そこで，第2版の出版にあたり，株式会社じほう のご協力のもと，種々改善・修正と共に，新シリーズでの連載を第2章「医薬品開発・臨床報告等で使われる英単語・英語表現」に16項目（25～40）として追加し，第4章「類語の使い分け」も新たに加えました。また例題の文字の色や大きさが変更され初版よりとても読みやすくなっています。

　筆者は製薬会社に勤務していた現役時代，日常業務として勤務先の社員が作成した種々英文を添削してまいりました。本書ではその際に気が付いた英文作成上の間違いや問題を取り上げ，多くの例題を示して解説しています。したがって，本書では医薬品の開発関連の英語表現ばかりでなく，日常のメールでのやり取りや日常の生活に使われる英単語・英語表現にも言及しております。本書は，製薬会社で活躍されておられる方々，あるいはこれから製薬会社に就職を希望されている学生の方々ばかりでなく，医薬品の開発に関わる翻訳者の方々，あるいは翻訳者を目指しておられる方々，さらには一般の英語を勉強している方々にも英文作成のための辞書として広く利用していただけると思います。本書には，始めに各章のタイトルとサブタイトルのページが表記されていますが，その都度該当項目を参照するだけでなく，できれば，一度全ページに目を通していただきたいと思います。一度目を通しておけば，文章を英訳する際に参考になる英語表現が本書のどこにあるか思い出すきっかけを作ってくれることと思います。

　第2版の出版にあたり，初版を愛用していただいている読者の皆様のご支援に対し深く感謝申し上げます。また株式会社じほうの担当者の方々の多大な協力に厚く御礼申し上げます。どうもありがとうございました。

2014年9月

内田たけみ

「はじめに」

　今日，医薬品開発におけるグローバル化はますますその速度を速めています。これまで日本・米国・EUの医薬品規制当局はICHを開催し，それに伴う種々ガイドライン，さらにGCP，GLP，GMPをはじめとするさまざまな共通の法規制を確立してきました。また日本の規制当局も「世界同時申請・承認」に向けた「CTDベースの承認申請」を制定，そして今日「国際共同治験への日本からの参画」を強く推進するに至りました。製薬企業にとっても新薬の早急な開発は生き残りをかけた「宿命」と言えます。このような環境の下，製薬会社，とりわけ外国企業と共同で開発を行っている会社や外資系製薬会社の研究・臨床開発部員は，新医薬品の開発，承認申請，承認，そして市販後に至るまでの業務を遂行するうえで，毎日のようにメールをはじめ種々のドキュメントや報告書を自ら英語で書くことが必須となっています。しかも，いかに速く英文を作成するかも重要な要素となっています。

　特に，医薬品医療機器総合機構での「治験相談」，「承認審査」のプロセスにおいて出される「照会事項」や製薬会社からの回答，そして厚生労働省および総合機構からのさまざまな「通知」は，グローバル化が進んだ今日，至急翻訳してただちに情報を海外のカウンターパートとシェアする必要があります。

　筆者は，1981年4月に外資系製薬会社「アップジョン」に入社して以来，「研究・臨床開発部門」に在籍し，主に上記のような薬事関係の翻訳の仕事に携わってまいりました。その後いくたびかのM&Aにより会社が移り，ファイザー株式会社で2005年3月に定年を迎えました。その間，時代が進むにつれ，さまざまなそして大きな薬事行政の変革を経験してまいりました。現在も引き続きファイザー株式会社で翻訳を続けております。

　定年直後に株式会社じほうの月刊誌「PHARM TECH JAPAN」編集部からこれまでの製薬会社での翻訳の経験を活かし，その知識を「雑誌のArticleとして連載しないか」とのお誘いを受け，お言葉に甘えて2005年8月号から「知っておきたい英語表現・英単語の正しい使い方」として連載を始めました。思いがけず2009年5月の第38回まで3年9カ月という長期シリーズとなりました。その後，新シリーズ「知っておきたい英単語・英語表現」の連載も同誌でスタートさせています。

　筆者が当初この分野の翻訳に携わることになって一番困ったことは，「単語」がわかってもそれをどのように使うのか，すなわち名詞なら「適切な動詞は何か」，「前置詞は何か」，「どのような形容詞が使えるか」ということでした。そこで毎回Articleには製薬業界でよく使われる単語についての説明と使い方の解説，また間違いやすい単語を選んで解説してきました。

　このたび，これまでのArticleの集大成として「本」に纏めたらどうかとのお話があり，筆者としましても長い経験から得られた知識を，製薬会社の研究・臨床開発部門で活躍されておられる方々，あるいはこれから製薬業界で仕事をすることになる学生の方々に伝えることができ，広く利用していただけたらと願って書籍化に賛成いたしました。皆様がこの「本」を英語の文章を作成する上で傍らにおいて辞書のように末永く使っていただけたら幸甚に存じます。

　本書の出版にあたり，最初に「PHARM TECH JAPAN」にArticleの連載および書籍化を提案してくださり，またくじけそうな時に背中を押してくださった橋都氏，月刊誌の中のArticleを読んでいただいた読者の皆様，そして出版にあたりご協力いただいたすべての方々に深く感謝いたします。

2010年2月

内田たけみ

CONTENTS

第1章　通信文を書くための正しい知識 — 1
e-mail の「書き出し」と「締めくくり」 — 1
英文による e-mail の「書き出し」と「締めくくり」 — 1
OPENING（書き出し） — 1
  Greeting（if necessary） — 1
  Ⅰ．相手に対する返答 — 2
  (1) 相手の質問・依頼に対する返事 — 2
  (2) お礼（ありがとうございました） — 2
  (3) お詫び — 3
  Ⅱ．こちらからアクションを起こす場合 — 3
  (1) 依頼（お願いがあります） — 3
  (2) 問い合わせ（〜していただけるでしょうか） — 3
  (3) 通知・送付 — 4
  (4) 催促・苦情 — 4
CLOSING（締めくくり） — 5
  (1) 相手の質問・依頼に対し，回答あるいは情報提供をしたメールの最後に — 5
  (2) こちらから依頼・問い合わせ・催促・連絡をしたメールの最後に — 6
  (3) 相手の行為に対するお礼のメールの最後に — 7
  (4) お詫び・相手の催促に対する釈明等のメールの最後に — 7
  (5) その他 — 7

第2章　医薬品開発・臨床報告等で使われる英単語・英語表現 — 8
1　有害事象，副作用，疾患，症状等に伴ってよく使われる動詞 — 8
2　「投与」，「投与量」あるいは「用量」という語が入った例文 — 11
3　「検討する」という語が入った例文 — 16
4　「有意差」，「有意」という語が入った例文 — 20
5　「報告」という語が入った例文 — 21
6　「問題」，「支障」という表現 — 22
7　「〜だとわかった，明らかになった，判明した」という表現 — 23
8　「わからない」という表現 — 28
9　「悪化」，「増悪」という語が入った例文 — 29
10　「有効」，「有効性」という語が入った例文 — 31
11　「回復する」という語が入った例文 — 34
12　「因果関係」という語が入った例文 — 36
13　「（薬剤の）併用投与」，「併用療法」という表現 — 36
14　医薬品の「作用」という表現 — 39

i

15 「忍容性，耐容性」という表現 ──── 41
16 「〜が認められた，見られた」，「認識された」という表現 ──── 44
17 「単回投与」，「反復投与」という表現 ──── 48
18 「中止する，終了する」という表現 ──── 51
19 「治療，治療する，手当てする」という表現 ──── 55
20 「適応，適応症，効能・効果，禁忌」という表現 ──── 59
21 添付文書の項目 ──── 61
22 「割り付け，無作為化」という表現 ──── 63
23 「プロトコル」に使われる表現 ──── 64
24 「〜に伴う／を伴う，〜を併発する／合併する」および「合併症」という表現 ──── 68
25 「血中濃度」関連の用語 ──── 71
26 「安全性」の英語表現 ──── 72
27 「症例」あるいは「例」という表現 ──── 72
28 「〜に注意すること」，「〜に注意が必要」，「慎重に」という表現 ──── 74
29 「用法・用量」の英語表現 ──── 77
30 「作用の増強・減弱」の英語表現 ──── 78
31 「（薬剤・治療に）無効」という表現 ──── 79
32 「〜するおそれがある」という表現 ──── 79
33 「観察，観察する」という表現 ──── 81
34 「承認申請する」という表現 ──── 82
35 「日程」に関する表現 ──── 84
36 「改善，改善する」という表現 ──── 85
37 「副作用」を英語で表現する場合の「前置詞」 ──── 86
38 「複数」という意味の "more than one + (名詞)" の使い方 ──── 87
39 「〜%」が主語である場合の「動詞」 ──── 88
40 「表やグラフ」に関する英語表現 ──── 89

第3章　間違いやすい英単語の正しい使い方 ──── 90

- Answer　他動詞 ──── 90
- Apply　自動詞 ──── 90
- Ask　他動詞 ──── 91
- Await　他動詞 ──── 91
- By　前置詞 ──── 91
- Committee　名詞 ──── 92
- Confirm　他動詞 ──── 92
- Consider　他動詞 ──── 92

- Contact　他動詞 —————————————————————— 93
- Contact　名詞 ———————————————————————— 93
- Diagnose　他動詞 ————————————————————— 94
- Discuss　他動詞 —————————————————————— 94
- Excite　他動詞 ——————————————————————— 94
- Explain　他動詞 —————————————————————— 95
- Following　形容詞 ———————————————————— 96
- Following　名詞 —————————————————————— 96
- If　接続詞 —————————————————————————— 97
- Inform　他動詞 ——————————————————————— 97
- Meeting　名詞 ——————————————————————— 97
- Misunderstanding　名詞 ————————————————— 99
- Misunderstand　他動詞 —————————————————— 99
- Negotiate　自動詞 ———————————————————— 100
- Occur　自動詞 —————————————————————— 100
- Overseas　形容詞 ———————————————————— 100
- Present　他動詞 ————————————————————— 101
- Presentation　名詞 ——————————————————— 101
- Proceed　自動詞 ————————————————————— 102
- Promote　他動詞 ————————————————————— 103
- Propose　他動詞 ————————————————————— 103
- Recover　自動詞 ————————————————————— 104
- Recur　自動詞 —————————————————————— 105
- Reply　自動詞 —————————————————————— 106
- Same　形容詞 —————————————————————— 107
- Schedule　他動詞 ————————————————————— 107
- Submit　他動詞 ————————————————————— 108
- Suggest　他動詞 ————————————————————— 108
- Therefore　副詞 ————————————————————— 109
- This　形容詞 —————————————————————— 110
- Under　前置詞 —————————————————————— 110
- Unlike, Unlikely　形容詞 ———————————————— 113
- Until　前置詞 —————————————————————— 113
- Use　名詞 ———————————————————————— 114
- Visit　他動詞 —————————————————————— 115
- Wait　自動詞 —————————————————————— 115

- When　接続詞 —————————————————————————— 115

第4章　類語の使い分け —————————————————————— 117
1. "except" と "except for" ———————————————————— 117
2. "during" と "for" —————————————————————————— 117
3. "serious" と "severe" —————————————————————— 118
4. "patient" と "case" ——————————————————————— 119
5. "lack" と "absence" ——————————————————————— 119

第5章　英文を書くための正しい知識 ———————————————— 121
1. 完了形 ———————————————————————————————— 121

2. 日本人が間違いやすいニュアンスの語・句 ————————————— 121
　1．Had better ————————————————————————————— 121
　2．Be willing to do ————————————————————————— 122
　3．Never mind ——————————————————————————— 123
　4．What do you think of ———————————————————— 123

3. Shall と Should の使い分け ————————————————— 123
　1．Shall ——————————————————————————————— 123
　2．Should —————————————————————————————— 123

4. 「～に従って」の同意語 ——————————————————————— 124
　1．In accordance with ～ ———————————————————— 124
　2．According to ～ ———————————————————————— 124
　3．In compliance with ～ ———————————————————— 125

5. 「予想する」の同意語 ———————————————————————— 125
　1．Estimate ————————————————————————————— 125
　2．Predict —————————————————————————————— 125
　3．Forecast ————————————————————————————— 126
　4．Foresee —————————————————————————————— 126
　5．Expect —————————————————————————————— 126
　6．Anticipate ———————————————————————————— 127
　7．Assume —————————————————————————————— 127
　8．Presume ————————————————————————————— 127

6 「確認する」の同意語 — 128
1. Confirm — 128
2. Identify — 128
3. Ascertain — 128
4. Make sure — 128
5. Ensure — 129
6. Assure — 129
7. Verify — 129

7 「承認する，認める」の同意語 — 130
1. Approve — 130
2. Endorse — 130
3. Accept — 130
4. Admit — 130
5. Agree — 131
6. Consent — 131

8 「〜の場合，〜の時」の同意語 — 132
1. In the case of + 名詞 — 132
2. In case of + 名詞 — 132
3. In case + 節 — 132
4. If + 節 — 133
5. When + 節 — 133
6. Provided (that) — 133

9 「適切な，適当な」の同意語 — 134
1. Proper — 134
2. Appropriate — 134
3. Suitable — 134
4. Adequate — 134

10 後に来る「to do」と「doing」の使い分けに注意が必要な動詞・名詞 — 135
1. Consider 動詞 — 135
2. Plan 動詞, 名詞 — 135
3. Start 動詞 — 136
4. Begin 動詞 — 136

5．Stop　動詞 ──────────────────────────── 136

11　後に来る「前置詞」の使い方に注意が必要な動詞 ───────────── 137
　　1．Confirm　動詞 ───────────────────────── 137
　　2．Proceed　動詞 ───────────────────────── 139

12　information, date, document, report 等の名詞の後の「～についての，
　　～に関しての」という意味の前置詞 ─────────────────── 139
　　1．Information　名詞 ─────────────────────── 139
　　2．Data　名詞 ─────────────────────────── 140
　　3．Document　名詞 ──────────────────────── 140
　　4．Report　名詞 ────────────────────────── 141

13　「It」を形式主語にする場合の「to 不定詞」の使い方 ─────────── 141

14　可能性を表す助動詞の使い分け ──────────────────── 143
　　1．Must ─────────────────────────────── 143
　　2．Should ───────────────────────────── 143
　　3．Will ─────────────────────────────── 143
　　4．Can ─────────────────────────────── 144
　　5．May ─────────────────────────────── 144
　　6．Could ───────────────────────────── 144
　　7．Would ───────────────────────────── 145
　　8．Might ───────────────────────────── 145
　　9．可能性の程度を表現する方法 ─────────────────── 145

15　ピリオド，コロン，セミコロン，コンマ，ダッシュの使い分け ───────── 146
　　1．ピリオド ───────────────────────────── 146
　　2．コロン ───────────────────────────── 146
　　3．セミコロン ──────────────────────────── 147
　　4．コンマ ───────────────────────────── 149
　　5．ダッシュ ──────────────────────────── 149

16　数値における「以上」「以下」「より多い」「より少ない・未満」等の表現 ─── 149
　　1．以上 ────────────────────────────── 149
　　2．以下 ────────────────────────────── 149

3．～より多い ———————————————————————— 150
　　4．～より少ない，未満 ————————————————— 150
　　5．～以上～未満 ———————————————————— 150
　　6．～以上～以下 ———————————————————— 150

17　後に来る数値（日時）や曜日を「含む」および「含まない」場合の表現 ——— 151
　　1．表示された日時や曜日が含まれない表現 ——————————— 151
　　2．当日も含まれることを「明示したい」ときの表現 ——————— 151
　　3．By　前置詞 ————————————————————— 151
　　4．Until　前置詞 ———————————————————— 152

18　使役動詞としての「have」の使い方 ——————————————— 152
　　1．have+ 目的語 + 動詞の原形 —————————————— 152
　　2．have+ 目的語 + 過去分詞 ——————————————— 153

19　感謝の表現 ———————————————————————— 153
　　・Appreciate　他動詞 ————————————————— 153

20　「一致」，「同様」，「同等」，「同じ」，あるいは「類似」という用語が入った例文 — 156
　　1．Same　形容詞 ———————————————————— 156
　　2．Equal　形容詞 ———————————————————— 156
　　3．Similar　形容詞 ——————————————————— 157
　　4．Equivalent　形容詞 ————————————————— 157
　　5．Comparable, Identical　形容詞 ———————————— 157
　　6．類似性，同等性 ———————————————————— 157

21　「～が疑われる」，「疑わせる」，「疑わしい」，「疑い」の表現 ————— 158
　　1．Suspect　動詞 ———————————————————— 158
　　2．Questionable　形容詞 ———————————————— 159
　　3．Suggestive　形容詞 ————————————————— 159
　　4．Doubtful　形容詞 —————————————————— 159
　　5．Doubt　動詞 ———————————————————— 160
　　6．Doubt　名詞 ———————————————————— 160

22　「遅れ」，「遅れる」，「遅い」という表現 ————————————— 161
　　1．Delay　名詞，他動詞 ————————————————— 161

2．Behind　副詞，前置詞 ——————————————————— 162
　3．Late　形容詞，副詞 —————————————————————— 162
　4．Slow　形容詞，他動詞 ———————————————————— 162

23 メリット・デメリットの表現 ————————————————— 163
　1．Advantage　名詞 ——————————————————————— 163
　2．Merit　名詞 ————————————————————————— 164
　3．Benefit　名詞 ———————————————————————— 164
　4．Profit　名詞 ————————————————————————— 165

24 「～と思われる」，「考えられる」の表現（1）————————————— 166
　1．Think　動詞 ————————————————————————— 166
　2．Consider　動詞 ——————————————————————— 167
　3．Believe　動詞 ———————————————————————— 167
　4．Expect　動詞 ———————————————————————— 168
　5．Presume　動詞 ——————————————————————— 168

25 「～と思われる」，「考えられる」の表現（2）————————————— 169
　1．Suppose　動詞 ——————————————————————— 169
　2．Seem　動詞 ————————————————————————— 169
　3．Appear　動詞 ———————————————————————— 170
　4．Feel　動詞 —————————————————————————— 171

26 「時間がかかる」という表現 ————————————————— 172
　1．Take　他動詞 ———————————————————————— 172
　2．Require　他動詞 —————————————————————— 175
　3．Need　他動詞 ———————————————————————— 175

27 「～によって」，「～により」という表現：手段，方法，媒体，原因，理由，基準（に基づいて）———————————————————————————— 176
　1．手段，方法，媒体を表し「～によって，～により」という意味に使われる英単語／成句 ———————————————————————————— 176
　2．原因，理由を表し「～が原因で，～に起因して，～の理由から，～のゆえに，～のため」という意味に使われる英単語／成句 ———————————— 177
　3．何か基準になるものに対し「～に従って，～に準じて，～に基づいて，～に応じて，～により」という意味に使われる英単語／成句 ————————— 178

28 「〜を示す，表す，表示する」という表現 ────────────── 180
　1．Show　他動詞 ─────────────────────── 180
　2．Indicate　他動詞 ──────────────────── 181
　3．Exhibit　他動詞 ───────────────────── 181
　4．Suggest　他動詞 ───────────────────── 181
　5．Describe　他動詞 ──────────────────── 182
　6．Represent　他動詞 ─────────────────── 182
　7．Demonstrate　他動詞 ────────────────── 182
　8．Specify　他動詞 ───────────────────── 182

29 〜させてください（依頼の丁寧な表現）──────────────── 183
　1．「（〜かどうか）確認させてください，確認してください」という表現 ── 183
　2．「〜していただけるでしょうか，〜してください，〜するようお願いします」
　　　という表現（依頼の丁寧な表現）──────────────── 184

30 「〜で構いません，〜で結構です，〜だと都合がよいです」という表現 ─── 185
　1．All right, OK　形容詞 ──────────────────── 185
　2．Fine　形容詞 ────────────────────── 185
　3．Convenient　形容詞 ────────────────── 186
　4．Agreeable　形容詞 ────────────────── 186
　5．Acceptable　形容詞 ────────────────── 186
　6．Suitable　形容詞 ──────────────────── 186

第6章　その他の役立つ表現・略語表 ──────────────── 187

1 自己紹介の際の「担当者」という表現 ──────────────── 187
　1．In charge of ────────────────────── 187
　2．Responsible for ───────────────────── 187

2 クリスマス，新年の挨拶 ──────────────────── 189
　1．Christmas Greetings（クリスマスの挨拶）────────── 189
　2．New Year Greetings（新年の挨拶）──────────── 189

3 祝辞（Congratulatory Message）────────────── 190
　1．Promotion（昇進した人への祝辞）─────────── 190
　2．Success（成功への祝辞）──────────────── 190
　3．Birthday（誕生日の祝辞）─────────────── 190

4．Marriage（結婚した人への祝辞） ———————————— 190
　　5．Birth（出産のお祝い） ———————————————————— 191

4 臨床試験の種類 ———————————————————————— 191

5 略語一覧表 —————————————————————————————— 193

第1章　通信文を書くための正しい知識

e-mail の「書き出し」と「締めくくり」

Point

- ●**書き出し**：挨拶，Ⅰ．相手に対する返答（質問・依頼に対する返事，お礼，お詫び），Ⅱ．こちらからアクションを起こす場合（依頼，問い合わせ，通知・送付，催促・苦情）

- ●**締めくくり**：相手に回答や情報を提供したメールの最後に，こちらから依頼・問い合わせ・催促・連絡をしたメールの最後に，相手へのお礼のメールの最後に，お詫び・釈明のメールの最後に，締めくくるためのフレーズ

英文によるe-mail の「書き出し」と「締めくくり」

メールでは当然，本文が最も重要な部分であるが，その前後の「書き出し」と「締めくくり」をより豊かな表現にすることによって，読み手によりよい印象を与え，スムーズなコミュニケーションを可能にする。ここに載せた多くの表現例の中から，内容に見合ったものを見つけて文章の前後に使うと，相手に対し，より丁寧になるであろう。

「通信文は Thank you ではじまり，Thank you で終わるのがよい」。また，日本語でも頼み事は難しいのに英語となればなおさら。依頼の表現は多く蓄えておきたい。単純に命令形の文章に Please を付けただけでは，強引な印象を与えかねない。

「I would be pleased if you...」とか「Could you...」などの柔らかな表現も駆使したい。

通信文の基本

1. 結論から先に。
2. イエス，ノーをはっきりと。
3. ささいなことでも感謝の意を伝える。
4. 依頼文に強くなる。

OPENING（書き出し）

Note

1) 下記例題で Bold 体は基本的な部分で，XXX，……，および Italic 体の部分は目的とする内容によって変更する。

2) 2つのセンテンスまたは単語の間に斜線がある場合はどちらか一方の適切なものを選ぶ。

Greeting（if necessary）

まず，相手のメールに対して返事をするなら
Thank you for your e-mail. で始めるのがよい。

1

知っている相手から久しぶりに連絡があった場合，続けて

I was very pleased to hear from you.

久しぶりにこちらから連絡をとる場合［ご無沙汰いたしております］

- It is/has been a long time since I wrote to you last.
- A lot of time has passed since I met you last.
- I hope you will forgive me for not having written to you for such a long time.
- I hope all is well with you. / I hope everything is going well with you.

I. 相手に対する返答

（1）相手の質問・依頼に対する返事

〜の依頼に応えて

— In response to your inquiry/request *in your e-mail of（date）*, ...
— In answer/reply to your question *in your e-mail of（date）*, ...
— To answer your question/inquiry *about the data requirements in Japan,* ....
— At your request/ At the request of you, ...

お知らせします

— We have prepared the following comments: ....
— We have prepared the following for your information: ....
— We have the following information: ....
— I would like to provide you with the following information:
— I would like to inform you of/that ....
— The purpose of this e-mail is to notify you that *GCP inspection will be performed by PMDA as scheduled below:*

送付します

— We are pleased to send you *a copy of the Japanese package insert for XXX* as requested in your previous e-mail *dated（date）*.
— We are attaching/sending *a copy of the report on the Phase II study.*
— I have attached *the English translation of the revised package insert.*

回答します

— We would like to answer the question *raised in your e-mail of（date）as below:*
— This is to answer the question raised in your previous e-mail of（date）.
— Let me answer your questions as best I can.

（2）お礼（ありがとうございました）

— Thank you for your *kind assistance/advice/comments/recommendation. It will be/has been very helpful to us in developing our protocol.*
— I would like to thank you for *all of your help.*
— I wish to thank you very much for ....
— I wish to express my sincere thanks to you for *the answers/sending the data so quickly.*（丁寧）
— We were pleased to receive *the Investigator's Brochure on 1 July 2014.*
— Many thanks for the information - this is greatly appreciated.
— I am grateful to you for *the time you spared for me and for the comments you made at the meeting.*
— I appreciate your *kindness/thoughtfulness.*
— As always, thank you for your thoughts. .... *has just been received today.*
— Please accept our sincere appreciation for.........

[帰国後の挨拶・お礼]
— It was a great pleasure to meet you during *my recent visit to New York.*
— It was indeed a (great) pleasure to have the opportunity of seeing you *and discussing the bottlenecks in promoting this project* during my recent visit to *New York.*
— I wish to express my deep appreciation for *your hospitality you showed during my recent visit to New York/ the cooperation you extended to me while my stay in New York/ numerous courtesies*（好意・親切）*extended to me by showing a great deal of samples at my recent visit to your company.*
— I would like to take this opportunity to express my deep appreciation for *the assistance you rendered me during my visit to New York.*

[ありがたいが，賛成しかねる場合]
— Thank you for your *advice/recommendation/suggestion.* Unfortunately, it may be difficult to *add one more time point of blood collection in the protocol.*

(3) お詫び
(遅れたことに対し，申し訳ありません)
— Sorry for being late in *respond*ing *to your e-mail.*
— Sorry for the delay in *respond*ing *to your e-mail of*（date）.
— Sorry I am so late in *writ*ing *this e-mail.*
— I am sorry for having taken so much time/ so long to *prepare the material you required/ respond to the question raised in your e-mail of*（date）*regarding the Japanese data requirements.*
— I am sorry it has taken such a long time to *answer your request for the material for use in answer to FDA.*

— I am so sorry that *it is taking time to prepare the documents.*
— I am sorry for *not having written to you earlier/ not writing this e-mail to you earlier.*
— We regret *the delay in writing to you.*
— Would you please excuse me for *not having replied sooner to your e-mail of*（date）? (丁寧)
— I apologize for being late in *inform*ing *you of..........*

[失敗に対し]
— I apologize for *my misunderstanding.*
— My apologies for *any misunderstanding caused.*
— Please accept my sincerest apologies for *my mistake.*

お手数をおかけして申し訳ありません
— I am sorry *you have been troubled.*
— I am sorry *to trouble you, but ....*
— I am sorry for the trouble/inconvenience *the issue caused you.*

II. こちらからアクションを起こす場合

(1) 依頼（お願いがあります）
— I have a favor to ask (of) you.
— Today I have a request to make of you.
— I would like to make a request of you.
— I wish to ask you a favor.
— I am writing this e-mail to ask a favor of you.
— Today, we have another request to make of you.

(2) 問い合わせ（〜していただけるでしょうか）
— Could you please *answer the following questions?*

- Would you please *review the draft minutes of the XXX project meeting held on （date）?*
- I am writing to inquire about *the current status/ the progress of the phase I study being conducted in the U.S.*

〜についてお尋ねします
- I would like to ask you whether *you have a plan to develop XXX in Japan.*
- We would like to know if *you have a plan to develop XXX in Japan.*
- This e-mail is to inquire about *the progress status of the phase II study.*
- I have a few questions to ask you regarding *the clinical development of XXX in the U.S.*
- May I ask you if *you can send me a copy of the guidelines on development of anti-cancer drugs?*
- May we hear from you regarding *the present status of development of this drug in the U.S.?*

薬事部から詳細については貴方に問い合わせるよう言われました
- *The Regulatory Affairs Dept.* referred me to *you for details about this project.*

詳細についてはコーポレートのPMに問い合わせるよう言われました
- I was referred to *the project manager in Corporate for detailed information.*

(3) 通知・送付（上記I. (1) も参照）
お知らせします
- We would like to inform you that *the first interview on the XXX NDA will be held on （date）.*
- This is to advise/inform you that *the clinical supply has reached Japan.*

- Please be advised/informed that *a kick-off meeting of the Clinical Trial Team for XXX will be held on （date）.*
- For your information solely/Just for your information, *Mr. A, the former official of Evaluation and Licensing Div, MHLW, was transferred to......... as of 1 April 2009.*
- This is being sent to you for your information and use as needed.
- The following summarizes *the Company's response.*

[最新情報]
- The following is intended to update on *recent events concerning PMDA review of the XXX NDA.*

[嬉しいお知らせ]
- We are pleased to inform you that *the XXX NDA was approved on （date）.*
- It is/ It's my pleasure to inform you that ....
- I have the great pleasure of informing you that ....

[残念なお知らせ]
- I regret to inform you that ....

送付します
- I will send you *a draft protocol for your review.*
- Attached is *the company's response to the query from PMDA.*
- Attached please find *the company's response to the query from PMDA.*

(4) 催促・苦情
まず〜を参照してください
- Please refer to my e-mail dated （date）. ....

思い出して下さい
- I would like to remind you that *we requested in my previous e-mail your*

information regarding the U.S. data requirements for the XXX NDA.
— This e-mail is a reminder/ to remind you that *I sent you the draft agreement for your review on（date）.*
— Please be reminded/remember/recall that *I sent you the draft agreement for your review on（date）.*

残念に思います
— We regret to inform you that *the clinical samples delivered were found to be different from those we requested/ the clinical samples were not those we requested.*
— We were surprised to learn that *you canceled your participation in the meeting so suddenly.*
— It is a great disappointment to hear that *the shipment of clinical supplies has been delayed.*
— I am sorry to hear that the shipment of clinical supplies has been delayed.

まだ届いていません
— As of today, we have not received *the clinical supplies of this product yet.*
— One month ago, I wrote to you asking for information regarding ...., but unfortunately I have not received your answer.
— So far we do not seem to have received *the documents we requested in my e-mail of（date）.*
— Your e-mail of（date）indicated that you attached *the requested material for me*, but it was not attached and has not yet reached me.

CLOSING（締めくくり）

（1）相手の質問・依頼に対し，回答あるいは情報提供をしたメールの最後に

これからも喜んでご協力します
— I will be glad to assist you further.
— I would be pleased to be of any further assistance to you.
— I would be happy to help you in any way that I can.
— Please contact me *if you require additional information/ if you have any more questions/ if you need more information.*
— If you have any further questions, please do not hesitate to contact me.
— Please do not hesitate to ask me if there is any way in which I can be of further assistance.
— If I can assist you in any way, please contact me.
— Please let me know if we can help you in any way.
— Please contact me if you need additional information.
— Please contact me if further information is necessary.
— Please feel free to contact me if you need more information.
— Please let us know if you have any points which need more clarification.

上記回答／情報はあなたの質問に的確に答えていると思います
— I hope this answers your question.
— I trust this will satisfy your needs, and would be pleased to be of further assistance, as necessary.
— I hope the response provided by us meets your needs. If not, please let us know.

― I hope this information is helpful to you. Please feel free to contact me if you need further clarification.
― I hope this information is helpful to you.
― I do hope you will understand our situation explained above.

今後も引き続き情報を差し上げます
― I will keep you informed of future developments of ....
― I will keep you up-to-date on *this matter.*
[最新情報]
― I will keep you posted about this matter.

(2) こちらから依頼・問い合わせ・催促・連絡をしたメールの最後に

上記よろしくお願いします
― I would appreciate your assistance and cooperation in this matter.
― I would appreciate your kind consideration.
― I would appreciate your kind attention to *this proposal.*
― Your cooperation in this respect would be greatly appreciated.
― Thank you for your prompt attention to *this request.*
― I look forward to hearing from you soon.
― I look forward to hearing from you *further on this matter.*

申し訳ありませんがどうかお願いします―非常に丁寧
― I apologize for taking up much of your valuable time with this matter, but would very much appreciate anything you can do.
― We fully realize this is quite an imposition on you, but we would appreciate it if you could provide *us with the materials as requested above.*

― We hesitate to impose on your favor, but we would be grateful for *your kind attention to our requests.*
― I am sorry to impose on you, but I would appreciate *your kind assistance and cooperation in this matter.*
― We are sorry for the trouble/inconvenience you will have to go through for this, but we will appreciate your cooperation.
― We are extremely sorry for the trouble/inconvenience this request may cause you/ this must have caused you, but we would appreciate your support in this matter.
― We hate to put you to extra trouble, but I will be looking forward to your reply.
― I am sorry to impose *such extra work on you,* but I would appreciate your reply *by (date) /as soon as you can/at your earliest convenience.*

大至急回答・対処をお願いします
― Would you please reply *as soon as possible/urgently/at your earliest convenience?*
― Sorry to press you, but would you allow me to ascertain *whether the documents were really used for negotiations with FDA in the U.S.?*
― Sorry for the imposition, but we would appreciate your prompt *reaction to our request.*
― *Because of the high priority of this project,* your prompt attention to this request would be greatly appreciated.
― Your expeditious reply would very much facilitate *our preparatory work here.*

(3) 相手の行為に対するお礼のメールの最後に

最後にもう一度お礼申し上げます
- Thank you again for *your assistance/ advice*.
- Again, I appreciate your *advice/information*.

今後とも引き続きよろしくお願いします
- I will contact you if further assistance is required.
- I would like to ask for your continued support and cooperation.
- I hope you will continue to favor us with your generous support.
- I look forward to continuing our work together in the future.
- I look forward to our continued collaboration *on regulatory items of mutual interest*.
- I look forward to continuing the fine relationship we have enjoyed to date.
- I look forward to developing our relationship to the mutual benefit of the two companies.
- We look forward to an even closer relationship from now on.

(4) お詫び・相手の催促に対する釈明等のメールの最後に

返事にもう少し時間がかかります
- Your patience *in this respect* would be greatly appreciated.

こういう事情なので，理解してください
- In view of the reasons explained above, we hope you will understand our situation.
- We hope you will understand the circumstances.
- I do hope you will understand our situation explained above.

ご迷惑をおかけしていなければいいのですが
- We hope that this has not caused you any inconvenience.
- Please accept our apologies once again.

(5) その他

[再会を楽しみにしています]
- I look forward to seeing you again *in either Tokyo or New York in the not too distant future*.

[相手にホテルの予約を依頼する]
- I would appreciate your help in *arranging hotel accommodation for me in New York*.

[全般的にアドバイス・サポートを依頼する]
- We would very much welcome any comments you may have now pertaining to the aforementioned *program*.
- Please provide any available information *by e-mail by (date)*.
- As always, your invaluable assistance would be greatly appreciated.

第2章　医薬品開発・臨床報告等で使われる英単語・英語表現

1 有害事象, 副作用, 疾患, 症状等に伴ってよく使われる動詞

Point　有害事象 Adverse Event（AE・有害事象），Adverse Drug Reaction（ADR・副作用），疾患，症状等に伴ってよく使われる動詞に加えて「前置詞」にも注意すること。

1. 有害事象, 副作用, 疾患, 症状等を主語とした能動態の文章によく使われる動詞

自動詞："occur", "arise", "develop", "appear", "begin", "start", "break out"（～が発現する，生じる，起こる）

その副作用は比較的低い用量で発現しました
- The adverse reaction **occurred with** relatively low doses of this drug.

以下の有害事象が36症例に認められたとの報告があります
- It is reported that the following adverse events **occurred in** 36 patients.

味覚障害が起こることがあります
- Abnormality in taste may occasionally **occur**.

日本で実施された第Ⅱ相試験でそれらの有害事象が発現しました
- Those adverse events **arose in** the Phase Ⅱ clinical study conducted in Japan.

本剤の連用により〔連用後〕血栓症が発現することがあります
- Thrombosis may **develop/arise following** the prolonged administration of this drug.

コルチコステロイド療法中に消化性潰瘍が発現しました
- Peptic ulcers **developed during** corticosteroid therapy.

症状は普通15歳から30歳の間に現れます
- Symptoms usually **appear between** ages 15 and 30.

血圧上昇が現れたら投与を中止すること
- If hypertension **develops**, the drug should be discontinued.

臨床症状は抗生物質の初回投与後2時間で発現しました
- The clinical symptoms **appeared** 2 hours **after** the initial dosing with the antibiotic drug.

メニエール病は通常, 中年後期に発症します
- Meniere's disease usually **begins in** late middle life.

頭痛はごく最近発症しました
- Headache **began** more recently.

3日前に下痢が始まりました
- Diarrhea **started** three days ago.

通常, この疾患は青年期初期に発症します
- This disease usually **starts/develops in** early adolescence.

かゆい発疹が一夜にして現れました
- A very itchy rash **broke out** overnight.

予防接種を行うことで病気の［突然の］発生を防ぐことができます
- We can prevent the diseases from **breaking out by** immunization.

2. 有害事象，副作用，疾患，症状等を主語とした受動態の文章によく使われる動詞

他動詞："observe"，"note"，"see"，"manifest"（認められる，みられる），"cause"（～によって引き起こされる，起因する），"report"（～との報告がある）

その副作用は本剤の投与中に認められました
- The adverse reaction **was observed/noted/seen during** the treatment with this drug.

臨床試験で有害事象が認められました
- Adverse events have **been observed in** the clinical trial.

本剤での治療中に下記の副作用が認められました
- The following adverse reactions **were observed with** this drug.

患者50人のうち2人にショックが起きました
- Shock **was observed in** 2 out of 50 patients.

XXで治療を受けた2症例に下記の副作用が認められました
- The following ADRs **were noted in** the two cases treated with XX（drug）.

副作用は14症例にみられました
- Adverse reactions **were seen in** 14 cases.

そのような症状は50歳以上の女性に最も一般的にみられます
- These symptoms **are seen** most commonly **in** women over 50 years of age.

これらの薬剤のある種の毒性は特に腎臓に発現します
- Certain toxicity of these drugs **is** particularly **manifested** in the kidney.

細菌の活性化で感染が起きる可能性があります
- Infections may **be caused by** activation of carried bacteria.

その症状は細菌感染により起きたと思われます
- The symptom seems to have **been caused by** a bacterial infection.

貧血は栄養不足により引き起こされることがあります
- Anemia may **be caused by** a lack of nourishment.

300人中15人に本剤の副作用が起きたとの報告がありました
- Adverse reactions to this drug **were reported in** 15 out of the 300 patients treated.

参考

"caused（by）"以外の「～に起因する」という表現

臨床試験では3,000人に投与されましたが，重篤な副作用はいずれも本剤に起因したものではありません
- XX（drug）has been used in the 3,000 patients enrolled in the clinical trials. No serious adverse reactions were **attributed to** the drug.

2013年に入院した時は多発性骨髄腫による症状はありませんでした
- There were no symptoms **attributable to** multiple myeloma during the 2013 admission.

暴力的行為がXXの投与に直接起因するという証拠は何もありません
- There is no evidence to indicate that the violent behavior is **attributable to** (the use of) XX（drug）.

ひどい下痢は普通，感染から起こります
- Severe diarrhea is usually **due to** infection.

XXとの併用により，本剤の血中濃度が上昇したとの報告があります
- Elevated blood concentrations of this drug have **been reported** when administered with XX（drug）.

他のセフェム系抗生物質の使用においてビタミンK欠乏による出血傾向が現れたとの報告があります
- Bleeding tendency due to vitamin K deficiency has **been reported** with the use of other cephems.

> **3. 薬剤または薬剤の使用が主語で，有害事象，副作用，疾患，症状等を目的語とする能動態でよく使われる動詞**

他動詞："cause"，"develop"，"produce"
自動詞："develop"，"result in ～"，"lead to ～"

その薬は重症な下痢を起こしました
- The drug **caused** severe diarrhea.

本剤により，難聴の発現，悪化のおそれがあります
- This product may **cause** deafness or **aggravate** preexisiting hearing loss.

本剤の投与により痛みが一時軽減しました
- Administration of the drug **caused** transient relief of the pain.

大量使用が喉頭刺激を起こす可能性があります
- Excessive use of the drug may **develop** laryngeal irritation.

本剤による肝臓での副作用は後発品より少ないです
- This drug **produces** fewer hepatic adverse reactions than the generic products.

本剤を髄腔内注射すると，くも膜炎や重症で致命的脳障害を起こすことがあります
- Intrathecal injection of this drug may **produce** arachnoiditis or severe and fatal encephalopathy.

本剤の連用により［連用後］歯肉増殖が現れることがあります
- Gingival hyperplasia may **develop** following the prolonged administration of this product.

血圧上昇が認められたら，減量または投与を中止するなど適切な処置を行うこと
- If hypertension **develops**, the drug should be discontinued, the dose should be reduced, or other appropriate therapeutic measures should be taken.

発作が再発して慢性膵炎を起こしました
- Recurrent attacks **led to/resulted in** chronic pancreatitis.

> **4. 人や患者が主語で，有害事象，副作用，疾患，症状等を目的語とする能動態でよく使われる動詞**

他動詞："suffer"，"develop"，"have"，"experience"，"catch"，"get"（～にかかった，患っている）
自動詞："suffer from ～"

患者に本剤の副作用が発現しています
- The patients have **suffered** adverse effects of the drug.

本剤で治療を受けた患者は血栓症を起こしやすい
- Patients treated with this drug are likely to **develop** thrombosis.

その患者は3日前に下痢を起こしました
- The patient **developed** diarrhea three days ago.

彼女は心臓病を患っています
- She **has** a heart complaint.

3日前に下痢が始まりました
- The patient **began to have** diarrhea three days ago.

老人は風邪にかかりやすい
- Elderly people **catch** cold easily.

本剤で治療した患者の25%に有害事象が認められました
- 25% of the patients treated with this drug **experienced** adverse events.

本試験中235人に少なくとも一度有害事象が認められました
- 235 patients **experienced** at least one adverse event during the study.

その女性は妊娠3カ月の時に風疹にかかりました
- The woman **caught/got** German measles when she was three months pregnant.

彼は悪い風邪をひいています
- He is **suffering from** a bad cold.

5. 有害事象，副作用，疾患，症状等に伴ってよく使われるその他の動詞

患者は一種のうつ状態に襲われました
- The patient **was attacked by** a kind of depression.

本剤の副作用は代謝クリアランス値の低下により悪化することがあります
- Adverse reactions to this drug may be **aggravated due to a** decreased metabolic clearance rate.

その症状はこの種の副作用の発現を示しています
- The symptoms **imply** the incidence of this type of adverse reaction.

主な副作用を以下に示します
- Primary ADRs are **listed below**：

下記はX剤の投与に伴う公表された副作用です
- The following are the published adverse reactions **associated with** treatment with X.

② 「投与」，「投与量」あるいは「用量」という語が入った例文

Point 臨床試験の報告書で最もよく使われると思われる「投与」「投与量」「用量」「投与経路」という語が入った例文を数多く示すので，それに関連した「動詞」や「前置詞」にも注意すること。

1. 投与量，用量　　名詞

「投与量」あるいは「用量」という意味の**名詞**としては，「dose」，「dosage」，「dose level」，「dosage level」があげられる。「dose」と「dosage」をあえて区別するなら以下のようになる。

Dose：1回の投与量をいう（The amount of medication administered each time）

Dosage：病状，年齢に応じた適量をいう（The rate, size, frequency and number of doses of a medication given）

以下に例文を示す。なお，文中のXXはある薬剤を表す。

投与量0.25mg
- A **dose of** 0.25mg

イヌに0.25mgを経口投与した
- A **dose of** 0.25mg was orally **administered** to dogs.

低用量の抗生物質が患者に投与された
- A **low dose of** an antibiotic was **administered** to the patient.

知っておきたい 英単語・英語表現

患者に0.5mgの投与量が与えられた／0.5mgが投与された
- A 0.5mg **dose** was **administered** to the patient.

XXは50mgの用量で奏効率30％に達した
- XX **at a dose of** 50mg achieved the objective response rate of 30%.

XXを100mgまでの用量で単回投与した
- XX was **administered in single doses** up to 100mg.

その薬剤は鎮痛の目的で10mg投与された
- The drug was **given in a dose of** 10mg for relief of pain.

治療群にはXXを1回200mg，1日2回投与する
- The treatment group should be **given** XX **in a dose of** 200mg twice a day.

推奨用量を超えた投与量を与えないように注意を払わなくてはならない
- Caution should be exercised not to treat **with doses** exceeding the **recommended dosage level**.

時に，少量でも有害事象を起こす
- Occasionally, even **small doses** of the drug cause adverse events.

用量は，年齢・症状等により適宜増減するが，1日10mgを超えないこととする
- The **dosage** may be **adjusted** according to the patient's age and symptoms, etc.; however, **the daily dose** should not be increased over 10mg per day.

幼児には投与量1日0.2gで治療を開始する
- **Dosage** is **initiated** in infants **at** 0.2g daily.

肝機能が低下している患者に対しては投与量を調節すること
- The **dosage** should be **adjusted** for patients with impaired hepatic function.

患者の年齢，症状に基づいて適切な用量を決定すること
- An appropriate **dosage** should be **determined** based on the patient's age and condition.

私たちは0.25mgの用量で高齢者を対象とした臨床試験を行った
- We conducted a study of XX in geriatrics **at a dose level of** 0.25mg.

本剤350mg/kgを静脈内投与する
- This drug is **administered at a dose level of** 350mg/kg intravenously.

至適用量を0.125mgに設定する根拠を説明すること
- Explain the rationale to establish 0.125mg as the **optimal dose**.

このほか，「投与量」あるいは「用量」という意味の名詞を用いた表現で，よく使われるものを以下に示す。

- **Dosage and Administration**（用法用量）
- **high dose** of 2mg/kg（高用量）
- **low dose** of 0.125mg（低用量）
- **small dose** of morphine（少量のモルヒネ）
- **large dose** of a sleeping drug（大量の睡眠薬）
- **massive dose**（大量投与）
- **dose range** of 0.125 − 0.25mg（用量範囲）
- **recommended dose** of 0.5mg（推奨用量）
- **recommended dosage**（推奨用量）
- **clinically recommended dose** of 0.125mg（臨床推奨用量）
- **recommended adult dose** of 0.5mg（成人推奨用量）
- **usual dose / usual dosage**（通常投与量）
- **usual adult dose**（通常成人用量）
- the **lowest effective dose** of drug（最小有効量）
- **effective therapeutic dose**（有効治療用量）

- clinical dose / dosage level intended for clinical use（臨床用量）
- threshold dose（閾値用量）
- the maximum recommended human dose（ヒトにおける最高臨床推奨用量）
- maintenance dose（維持用量）
- initial dose, starting dose（開始用量，初期投与量，初回量）
- fixed-dose（固定用量）
- optimal dose / appropriate dose / effective dose /effective dose level（至適用量，至適濃度）
- weight-based dose（体重換算用量）
- cumulative dose（累積投与量）
- single maximum dose（1回最大投与量）
- systemic dose（全身投与量）
- systemic exposure level / general exposure level（全身曝露量）
- total dose（総投与量）
- follow-up dose（追加投与量）
- minimum daily dose（1日最低投与量）

2. 投与する　動詞

「投与する」という意味の動詞としては，「administer」，「use」，「take」，「give」，「receive」，「treat」，「dose」等，また液体・液剤に限っては「inject」「infuse」等があげられる。

この薬はうつ病の患者に投与される
- This drug is administered to patients with depression.

成人には1日200mg，小児には100〜200mgを，朝と就寝前，2回に分けて投与する
- For adults, 200mg is administered in two divided doses, in the morning and before retiring; for children 100-200mg.

XXは投与量125ng/kg/minでビーグル犬に30日間持続静注された
- XX was administered to beagle dogs by continuous i.v. infusion at a dose of 125ng/kg/min for 30 days.

XXは0.05mg/kg/dayの用量でラットに筋注された
- XX was intramuscularly administered to rats at a dose of 0.05mg/kg/day.

その毒性試験では投与量0.5mgがマウスに投与される
- A dose of 0.5mg is administered to mice in the toxicity study.

XXは3回に分けて経口投与される
- XX is orally administered in 3 divided doses.

本剤はうつ病の治療に使われる
- This drug is used for the treatment of depression.

乳がんの試験ではXXが投与された
- XX has been used in the breast cancer trials.

患者は毎日0.25mg服用すること
- Patients should take a daily dose of 0.25mg.

その患者は睡眠薬を大量に飲んだ
- The patients took a large dose of a sleeping drug.

その患者は毎日鎮痛剤を服用していた
- The patient was taking an analgesic everyday.

XXが長期にわたり大量に使用された
- XX was taken in a large dose over a long time.

患者は処方された用量の5mgより多く服用していた
- The patient was taking more than the prescribed dose of 5mg.

患者に少量のモルヒネが投与された
・The patient was given a small dose of morphine.

患者にはXXが週1回単回投与された
・Patients were **given a single dose of** XX once a week.

治療群にはそれぞれXXが0.5mg/kg/dayと0.05mg/kg/dayが投与される
・The treatment groups are **given** XX **in a dose of** 0.5 and 0.05mg/kg/day, respectively.

睡眠の質はプラセボ群よりも治療群のほうが有意によかった
・Quality of sleep was significantly better in the treatment group than in the group **receiving** the **placebo**.

患者に初回用量40mg/dayが投与された
・Patients **received an initial dose of** 40mg/day.

患者には毎日600mg投与された
・Patients **received an oral daily dose of** 600mg.

彼は病院で点滴を受けた
・He was **treated with** I.V. fluids in a hospital.

多くの若者が精神神経剤による治療を受けている
・Many young people are being **treated with** psychoneurotic agents.

医者は少女に抗生物質を服用させた
・The doctor **dosed** the girl **with** antibiotics.

その患者にはXXを0.5mg投与すること
・0.5mg of XX should be **dosed to** the patient.

造影剤は針から注入される
・Contrast medium is **injected** through needle.

医師は患者の命を救うために，血清を注射した
・The doctor **injected** the serum into the patient to save his life.

子供たちはインフルエンザの予防注射を受けた
・The children were **injected against** flu.

その患者にXXが投与された
・The patient was **injected with** XX.

血漿タンパクのみ失われた場合は，ヒトアルブミンまたは血漿を注入する
・When only plasma proteins have been lost, human albumin or plasma should be **infused**.

3. 投与　　名詞

「投与」という意味の**名詞**としては，「**administration**」，「**use**」，「**dosing**」，「**injection**」，「**infusion**」等があげられる。

XXを投与しても尿中のステロイド濃度は上昇しなかった
・**Administration of** XX did not increase the urinary steroid levels.

その試験で高齢者への0.125mg投与の有用性が確認された
・Usefulness of **0.125mg administration** in geriatrics was confirmed in the study.

被験者に400mgを経口単回投与したところ，副作用の発現率が増加した
・Oral **administration of** XX **to** the subjects **in a single dose of** 400mg resulted in the increased incidence of adverse reactions.

その薬剤を大量投与すると咽頭刺激を起こすことがある
・**Excessive use of** the drug may develop laryngeal irritation.

XXの投与は，うつ病の患者に効果を示した
・**Use of** XX has shown good efficacy in patients with depression.

投与量0.5mgの適切な使用が推奨される
- Appropriate use of a 0.5mg dose is recommended.

投与後3週間ですべての値は両者ともに正常であった
- Three weeks after dosing, all values were normal in both subjects.

300mgを急速単回静注したところ，血圧は正常値まで急激に下がった
- After a single, rapid, i.v. injection of 300mg, it promptly reduced blood pressure to normal levels.

動物にXXを急速大量に静脈投与（静注）すると振戦を起こす
- Rapid intravenous injection of large doses of XX in animals causes tremors.

XXは継続静脈注入で投与しなければならない
- XX must be given as a continuous intravenous infusion.

イヌに尿素を長期間注入すると食欲不振，衰弱，嘔吐および下痢が起こる
- In dogs, prolonged infusion of urea causes anorexia, weakness, vomiting, and diarrhea.

4. 投与経路　　名詞

「投与経路」を表す名詞としては，「route of administration」，「route」，「administration」，「use」等があげられる。

その医薬品は異なる投与経路の静注および筋注で承認となった
- The product with different routes of administration was approved; both i.v. and i.m. use.

第Ⅰ相試験は静注で開始するよう推奨された
- It was suggested that Phase I study be started with i.v. route of administration.

ラットでの30日試験は経口投与で行われた
- 30-day studies were conducted in rats via oral route.

健常者での5日間の第Ⅰ相反復投与試験は筋注で行った
- We conducted the Phase I multiple dose study by i.m. route in healthy volunteers for 5 days.

雌雄のイヌに筋注，静注，経口で投与した後，尿中および糞中の排出量を測定した
- The urinary and fecal excretion rates were determined in male and female dogs after i.m., i.v., or p.o. administration of XX.

静注での刺激試験は行っていない
- No irritancy study has been done via i.v. administration.

その薬剤は静注で承認された
- The product was approved for the i.v. use.

5. その他，参考

50mg投与群（1回50mg，4週1回投与）
- 50mg dose group（50mg once every 4 weeks）

投与量および投与回数
- The dosage and the dosing frequency

投与方法：1カプセル（5mg，1日4回8週間）
- Dosage schedule：one capsule（5mg）×4 times/day for 8 weeks.

最低有効用量を投与するべきである
- The lowest effective dose should be used.

可能な最低用量
- The smallest possible effective dose.

6. 種々の投与経路

投与経路について表す語で，よく使うものを以下に示す。

経口：oral（形容詞），per os, by mouth（副詞）
舌下：sublingual（形容詞），sublingually（副詞）
経皮：parenteral（形容詞），parenterally（副詞）
経皮膚：percutaneous（形容詞），
　　　　percutaneously（副詞）

皮内：intradermal, intracutaneous（形容詞），intradermally, intracutaneouslly（副詞）
皮下：hypodermic, subcutaneous（s.c.）（形容詞），hypodemically, subcutaneouslly（副詞）
静脈内：intravenous（i.v.）（形容詞），intravenously（副詞）
筋肉内：intramuscular（i.m.）（形容詞），intramuscularly（副詞）
腹腔内：intraperitonea（i.p.）（形容詞）
脊椎管内：intrathecal（形容詞），intrathecally（副詞）
胸腔内：intrapleural（形容詞）
心臓内：intracardiac（形容詞）
脳室内：intraventricular（形容詞）
関節内：intraarticular（形容詞）
骨髄内：intramedullary（形容詞）
気管内：intratracheal, tracheal（形容詞），intratracheally, tracheally（副詞）
鼻腔内：intranasal, nasal（形容詞），intranasally, nasally（副詞）
局所的：topical, local（形容詞），topically, locally（副詞）
点滴注入：drip infusion（名詞）

7. 投与方法，投与回数

投与方法，投与回数を示す語を以下に示す。
1日1回：q.d., QD, once daily
1日2回：b.i.d., BID, twice a day
1日3回：t.i.d., TID, three times a day
1日4回：q.i.d., QID, four times a day
就寝時：h.s., at bedtime

3 「検討する」という語が入った例文

Point

「検討する」という語には，次のようなものがある。
動詞："consider", "investigate", "examine", "review", "discuss", "evaluate", "study", "explore"
名詞："consideration", "investigation", "examination", "review", "discussion", "evaluation", "study", "exploration"
なお，以下の例文中，これらの単語が入れ替え可能なものがある。また，XXはある薬剤を表す。

1. Consider / Consideration 〔動詞／名詞〕

「consider」は，「（問題などを）熟考する，考察する，検討する」という意味である（考えて検討することを表す）。

医療関係者の注意を促すために添付文書の改訂を検討すること
• You should **consider** the revision of the package insert to call medical professionals' attention.

この病気を治すために別な方法を検討する必要があります
• We need to **consider** another way to cure the disease.

この薬剤を日本で開発するためのブリッジング戦略を検討します
• We will **consider** a bridging strategy for development of this drug in Japan.

政府は構造改革のための政策および具体的行動を検討しています
• The government is **considering** the measures and specific actions for structural reforms.

検討が必要な側面がもう1つあります（また別の面からも検討すべきです）
- There is another angle to **consider**.

この機会を極めて意義のあるものととらえ，会議への出席を検討されるよう願っています
- We hope you recognize this as an extremely valuable opportunity and **consider** attending the conference.

次の企画を検討しようと思います
- We will begin **considering** the next project.

その計画は現在，政府で検討中です
- The plan is now under **consideration** by the government.

彼らはその仕事を続行するか否か検討しています
- They have it under **consideration** whether they are to go on with the work or not.

2. Investigate / Investigation　動詞／名詞

「investigate」は，「事実を究明するために徹底的に調査する」という意味である（調査して検討することを表す）。

下記の点について検討し，申請者の見解を示すこと
- **Investigate** the following points, and express the applicant's view.

最近，報告された有害事象が本剤の有効性と安全性に及ぼすと考えられる影響について検討すること
- **Investigate** the potential impact of the recently reported adverse event on the efficacy and the safety of this drug.

医薬品とその有害事象との間の因果関係の有無を検討すること
- You should **investigate** whether there is a causal relationship between the drug and the adverse event.

第3相試験の実施の可能性が検討されています
- The possibility of conducting a P3 study is **under investigation**.

3. Examine / Examination　動詞／名詞

「examine」は，一般的に広く使われる語で「ある目的を持って注意深く調べる」という意味である（調べて検討することを表す）。

この試験の目的はその治療計画の有効性を検討することです
- The objective of this study is to **examine** the effectiveness of the treatment regimen.

プロジェクトチームは次回の会議でデータパッケージが十分かどうか検討します
- The project team will **examine** the adequacy of the Data Package at the next meeting.

医師会のメンバーは会議で承認されたその安全対策を再度検討しました
- The members of the Medical Association **examined** the safety measures adopted at the conference again.

会社はその委員会からの提案を詳細に検討しました
- The company **examined** the proposal from the committee in detail.

書類を注意深く検討した上で，あなたの提案が受理できるか否か回答します
- After careful **examination** of these documents submitted, we will answer whether your proposal is acceptable or not.

4. Review　動詞／名詞

「review」は，「再調査する，再吟味する，よく調べる」という意味である（調べて検討することを表す）。

腎機能障害の患者への使用上の注意の表現を再度検討すること
• **Review** the wording of the precaution about use of the drug in patients with renal impairment.

添付文書（案）の「使用上の注意」の項の詳細をもう一度よく検討する必要があります
• We need to **review** the details of the "Precautions" section of the proposed package insert once again.

ご提案いただきました契約条件につきましては慎重に検討しました
• We have **reviewed** the proposed agreement terms and conditions carefully.

政府筋は対策を検討中です
• Countermeasures are now under **review** among government circles.

取引に関する規制の改定が目下検討されています
• Changes in the regulations are under **review**.

5. Discuss / Discussion　動詞／名詞

「discuss」は，「ある問題をいろいろな角度から論じる，話し合う，考察する，検討する」という意味である（話し合って検討することを表す）。

私たちは添付文書（案）の「用法・用量」の項を変更すべきか否か慎重に検討しなくてはなりません
• We have to **discuss** carefully whether to revise "Dosage and Administration" in the proposed package insert.

試験結果はこの分野における他の研究成果に関連して検討が行われています
• The results have been **discussed** in relation to the findings of other researches in this field.

そのグローバル企業は，いろいろな国の人々をどのようにリードしていくかを検討しました
• The global company **discussed** how to lead people from multiple countries.

それを検討し始めるのは，まだ早過ぎます
• It is still early in the day to start **discussing** it.

その委員会は，両国の現在の関係について検討しました（話し合いました）
• The committee **discussed** the current relationship between the two countries.

現在，検討中の新しいプロジェクトがあります
• There are new projects currently under **discussion**.

その問題は，まだ検討中です
• The questions are still under **discussion**.

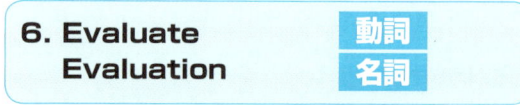

6. Evaluate / Evaluation　動詞／名詞

「evaluate」は，「評価する，査定する，価値を見極める，判断する」という意味である（評価して検討することを表す）。

これを達成するため，いくつかの薬物動態学的因子と宿主因子が検討されなくてはなりません
• To accomplish this, several pharmacokinetic and host factors must be **evaluated**.

XXは2013年，乳がんの適応症で承認されたが，その他の化合物については，なお検討中です
• XX was approved for the indication of breast cancers in 2013; others are still being **evaluated**.

ネズミを使った急性毒性試験でXXの潜在毒性が検討されました
• Potential toxicity of XX (drug) was **evaluated** in the acute toxicity study in mice.

財政的見地から，われわれの状況を検討する必要があります
• **Evaluation** of our situation from a financial perspective is needed.

7. Study 動詞 名詞

「study」は「研究する，調査する，細かく考察する，問題の内容（意味）を検討する」という意味である（研究・調査して検討することを表す）。

第一に日本でのブリッジングスタディの実行可能性を検討しなくてはなりません
• First we have to **study** the feasibility of conducting a bridging study in Japan.

懸案の問題について適切な対応を検討する必要があります
• We need to **study** the proper response to the issues pending.

開発チームは問題の内容（意味）を検討しました
• The development team **studied** the implications of these questions.

今や医療環境問題が検討対象になっています
• Now medical environmen issues are under **study**.

われわれにはまだ検討の余地があると思います
• We feel there is still room for further **study**.

8. Explore / Exploration 動詞 名詞

「explore」は「未知のところを調べる，探る，（問題などを）探究する，調査する」という意味である（探って検討することを表す）。

彼らは共同試験が可能かどうか検討するために交渉に入りました
• They entered into negotiations to **explore** whether a cooperative trial would be possible or not.

契約に関する妥協の可能性が検討されました
• The possibility of compromise on the contract was **explored**.

これらの可能性について徹底的な検討が必要です
• The possibilities need thorough **exploration**.

9. その他の例文

上記以外の語を用いて「検討する」という意味を表す例文を示す。

その件について，さらに検討してからご連絡します
• I will get in touch with you after **looking into** it more closely.

政府は医療費の削減方法についていろいろと検討しています
• The government is **looking at** ways to cut medical expenditures.

われわれは医療機器業界に参入することを検討しております
• We are **thinking about** getting into the medical equipment business.

第3相試験を検討しています
• We are **planning** a P3 study.

何ができるか検討してみましょう
• We will **see what** we can do.

その患者の希望に沿えるかどうか検討してみましょう
• We will **see if** we can go along with the patient's wishes.

彼らはその問題を詳しく検討しました
• They **inquired** more closely **into** the matter.

私たちはその問題の解決策を検討しているのです
• We are **searching for** a solution of the problem.

会議は環境に関するさまざまな問題をじっくり検討するために開かれます
• The conference is to be convened to **deliberate** various issues relating to environment.

4 「有意差」，「有意」という語が入った例文

Point　「有意差」や「有意」という意味を表す語として，次のようなものがある。
名詞："significant difference"，"statistical significance"
形容詞："significant"
副詞："significantly"

用量群間に有意差は認められませんでした
- There was no **significant difference** among the dose groups.

その試験ではプラセボに対する有意差は証明されませんでした
- No **significant difference** was documented in the study.

A剤はプラセボに対し，有効性および安全性において有意差を示しました
- A (drug) exhibited **significant differences** over placebo in efficacy and safety.

A剤はプラセボに対し，有意差を示した
- A (drug) showed a **significant difference** versus placebo.

A剤はB剤に対し，有効性および安全性において有意差を示した
- A (drug) showed **significant differences** from B (drug) in terms of efficacy and safety.

A剤とB剤の間に有効性および安全性においての有意差は認められなかった
- There were no **significant differences** in efficacy and safety between A (drug) and B (drug).

3群に有効性の統計的有意差は認められませんでした
- Statistically **significant difference** in efficacy was not detected among the 3 groups.

その2群間に体重において統計的有意差はありませんでした
- There was no **statistically significant difference** in body weight between the two groups.

有効性および安全性においてA剤とB剤に有意差は認められませんでした
- A (drug) is not **significantly different** from B (drug) in terms of efficacy and safety.

ウィルコクソン二標本検定により，この差は有意であった
- The Wilcoxon two-sample test showed that this **difference** was **significant**.

その試験においてプラセボに対する統計的有意差が認められました
- **Statistical significance** over placebo was noted in the study.

プラセボと比較してA剤は（統計的に）有意な改善を示しました
- A (drug) showed (**statistically**) **significantly greater improvement** compared to placebo.

A剤はプラセボより（統計的に）有意に優れていることが証明されました
- A (drug) was proved to be (**statistically**) **significantly superior** to placebo.

A剤は死亡率において（統計的に）有意な15％の相対的減少を示しました
- A (drug) showed **statistically significant** 15% relative reduction in mortality.

その試験では胃潰瘍の発現率が有意に低かった
- A **significantly lower** incidence of ulcer was reported in the study.

「延命」という評価項目の統計解析の結果，プラセボ群に比べ実薬群の方が有意に高い延命率を示しました
- The analysis of the endpoint of "prolongation of life" showed a **significantly higher** rate in the active drug group versus the placebo group.

臨床上重要な消化管事象の発現率は0.23%／人年でした
- The rate of **clinically significant** GI events was 0.23% per patient-year.

0.01以下の値は有意と見なされました
- A value of 0.01 or less was considered **significant**.

5 「報告」という語が入った例文

Point　「報告」という意味を表す語として，名詞，動詞の"report"がある。

第Ⅲ相試験では3例の死亡報告がありました
- There were 3 **reports** of death in the Phase III study.

日本では死亡例の報告はない
- There is no **report** of death in Japan.

ES細胞培養試験に成功したとの報告はまだありませんでした
- There had as yet been no **report** of success in ES cell culture tests.

日本で血栓症の報告は30症例に上りました
- **Reports** of thrombosis totaled to 30 in Japan.

その副作用報告の数が増加しています
- The number of **reports** on the adverse reaction is increasing.

コルチコステロイド療法中に消化性潰瘍が発現したとの報告があります
- There are **reports** that peptic ulcers developed during corticosteroid therapy.

高齢者に血栓症が発現する可能性があるとの報告があります
- It has been **reported** that thrombosis may occur in elderly patients.

XXはほかのベンゾジアゼピン薬に比べ有害事象発現率が高かったとの報告があります
- The **report** showed that XX (drug) had a higher incidence of adverse events than other benzodiazepines.

以下の有害事象が36症例に認められたとの報告があります
- It is **reported** that the following adverse events occurred in 36 patients.

300人中15人（5%）に本剤の副作用が起きたとの報告がありました
- Adverse reactions to this drug were **reported** in 15 of 300 patients treated（5%）.

日本では，がんの再発が30症例報告されました
- 30 cases of cancer recurrence were **reported** in Japan.

YYとの併用により，本剤の血中濃度が上昇したとの報告があります
- Elevated blood concentrations of this drug have been **reported** when coadministered with YY (drug).

ほかのセフェム系抗生物質の使用において，ビタミンK欠乏による出血傾向が現れたとの報告があります
• Bleeding tendency due to vitamin K deficiency has been **reported** with the use of other cephems.

その有害事象は治療を受けた高齢患者の5％に発現したとの報告があります
• The adverse event is **reported** to have developed in 5% of the elderly patients treated.

副作用が肝機能障害の患者に発現したとの報告がありました
• Some adverse reactions were **reported** to have occurred in the patients with hepatic impairment.

その有害事象は薬剤と関連があると報告されました
• The adverse event was **reported** to be associated with the drug.

6 「問題」，「支障」という表現

Point 「問題」や「支障」という意味を表す語として，次のようなものがある。
名詞："problem", "issue", "question", "difficulty", "hitch"
形容詞："problematic", "problematical"

その試験でいくつかの問題が明らかとなりました
• Some **problems** have been revealed in the study.

日本でこの薬剤を開発するには少し問題があります
• There will be some **problems** in developing this drug in Japan.

日本で臨床試験を行うことに異存はありません（問題ありません）
• We see no **problem** in conducting clinical studies in Japan.

諮問委員会のミーティングで特別な問題は何も指摘されませんでした
• No particular **problem** was pointed out at the meeting of the advisory committee.

重要な問題は，どのようにその厳しい条件を満たして臨床試験を行うかです
• The key **problem** is how we should conduct clinical trials in compliance with the severe requirements.

プロトコールに示された症例選択基準にいくつか問題があります
• Some **problems** exist with the patient inclusion criteria specified in the protocol.

もしプロトコールの遵守に何らかの問題が起きたら，試験は中止すべきです
• If any **problem** is raised with compliance with the protocol, the study should be discontinued.

操作手順に重大な問題が起きました
• A serious **problem** occurred with the operating procedures.

この試験のデザインにはいくつかの問題があります
• Some **problems** lie in the design of this study.

試験を行った結果，注射剤から経口剤へ変更する上で，いくつかの問題点が明らかになりました
• The studies disclosed/indicated several **problems** in switching the drug from injectable formulation to oral formulation.

製造工程について潜在的問題が明らかとなりました
- A potential **problem** has been identified concerning the manufacturing process.

直ちにエイズ問題に取り組む必要があります
- It is necessary to address the **issues** of AIDS immediately.

被害者の補償の問題を解決しなくてはなりません
- We have to solve the **issues** concerning compensation for the victims.

大問題は起こりませんでした
- No big **issue** came up.

研究グループは障害者に影響を与える問題に取り組んでいます
- The study group is working on the **issues** affecting people with disabilities.

このブリッジング計画には多くの問題が未解決のままです
- Many **questions** remain unanswered regarding this bridging approach.

彼らはその仕事をまったく支障なくやり遂げるでしょう
- They will accomplish the job without any **difficulty**.

彼らは，その委員会を支障なく運営しています
- They are keeping the operation of the committee without a **hitch**.

解析の結果，いくつかの問題症例が見つかりました
- The analysis found some **problematic** cases.

7 「～だとわかった，明らかになった，判明した」という表現

Point　「～だとわかった」あるいは「明らかになった，判明した」という言い回しには，次のようなものがある。
動詞："show", "reveal", "disclose", "find", "indicate", "prove", "demonstrate", "suggest", "turn out"
これらの文章では「～から～だとわかった」の「～から」にあたる部分が「主語」になっていることに注目していただきたい。

1. Show　動詞

「show」は本来「～を見せる，示す，明らかにする，証明する」という意味の動詞で，以下のような文章では「(試験や調査の結果)～であることがわかる・わかった，判明した，証明された」という意味になる。

反復尿検の結果，糖に対し陰性でした（陰性であることが判明しました）
- Repeated urinalyses **showed** a negative reaction to sugar.

そのグラフから対照薬の血中濃度と有害事象の発現率との関係がはっきりわかります
- The graph **shows** plainly the relationship between blood concentrations of the control drug and the incidence of adverse events.

臨床検査の結果は正常値を示しました（正常であると判明しました）
- Laboratory tests **showed** normal values.

その調査は情報テクノロジーの重要性を明確に示しています
- The study **shows** clearly the importance of IT.

データからその薬が40℃で3カ月間安定であることがわかりました(証明されました)
- The data **showed** the drug to be stable for 3 months at 40℃.

動物実験の結果，用量が25mgを超えると有害事象が発現する可能性があることがわかりました
- Animal experiments **showed that** the doses higher than 25mg might cause adverse events.

臨床試験の結果は，その薬がうつ病の治療に有効であることを示しています
- Clinical studies **show that** the drug is effective in treating depression.

その薬は血圧を下げることがわかっています
- The drug **has been shown to reduce** blood pressure.

この調査から得られたデータは〜であることを示しています
- Data from this research **shows**〜.

研究結果は〜であると示しています
- The findings of the research **show/indicate/prove/suggest**〜.

2. Reveal 　動詞

「reveal」は「（事実，情報，計画，秘密などを）明らかにする，暴く，知らせる，示す，浮き彫りにする」という意味の動詞で，「（研究・調査などをして）〜であることが明らかになった，わかった」という意味になる。

試験の結果，問題ないことがわかりました
- The examination **revealed** no significant problems.

胸部X線により肺紋理と右基底胸膜癒着が明らかになりました
- Chest X-ray **revealed** prominent pulmonary marking and right basal pleural adhesions.

血液検査から乳児に交感神経緊張，成人に迷走神経緊張があることがわかりました
- The blood examinations **revealed** sympatheticotonia in infants and vagotonia in adults.

予備試験の結果，問題が判明しました
- Several problems **have been revealed** in a preliminary survey.

解剖の結果，左心房壁は右心房壁より明らかに厚いことがわかりました
- The findings in an autopsy **revealed that** the wall of the left atrium is distinctly thicker than that of the right atrium.

さらによく調べると〜ということがわかりました
- A closer investigation **revealed/showed that**〜.

この調査から得られたデータは〜であることを示しています
- Data from this research **reveals**〜.

3. Disclose 　動詞

「disclose」は「（隠れていたものや事実を）暴露する，公開する，発表する，明らかにする」という意味の動詞で，「reveal」と同じように使われ「（試験や調査の結果）〜であることがわかる・わかった，明らかになった」という意味になる。

その後の試験で問題が発覚しました
- The subsequent study **has disclosed** several problems.

身体検査ではなんら異常は示されませんでした
- Physical examination **disclosed** no abnormality.

事実の再調査から医療過誤が露呈しました
- A review of the facts **disclosed** a medical error.

検査の結果，その土壌には病原菌が含まれていないことが判明しました
• Tests **disclosed that** there were no pathogenic microbes in the soil.

そのワインを分析した結果，人体に有害な添加物が含まれていることがわかりました
• An analysis of the wine **disclosed/revealed/showed** the presence of additives harmful to the human body.

新しい研究から〜であることがわかりました
• New studies **disclosed/revealed/showed/indicated that**〜.

4. Find 動詞

「find」は「〜を見つける，発見する」という意味の動詞で，「（研究・調査などをして）発見する，〜であることがわかる・わかった，判明した」という意味になる。

最近の研究から，ニコチンは抗がん剤による肺がん細胞の死滅を妨げる可能性があると判明した
• A recent study **has found that** nicotine can prevent chemotherapy drugs from killing lung cancer cells.

薬物検査の結果，複数の出場者が，筋肉増強剤アナボリックステロイドを使用していたことがわかりました
• Doping tests **found that** some athletes had been using anabolic steroids.

調査の結果，喫煙者は肺がんに罹りやすいことがわかりました
• Researches **have found that** smokers are likely to develop lung cancer.

彼女の喉にがんがあるということがわかりました
• It **was found that** she had cancer of the throat.

その薬は乳がん患者に有効であることがわかりました
• The drug **has been found to be** effective in breast cancer patients.

患者の肝機能は正常であることがわかりました
• Liver function of the patient **was found to be** normal.

喫煙が肺がんを起こすとわかりました
• Smoking **was found to develop** lung cancer.

5. Indicate 動詞

「indicate」は「〜を示す，表す」という意味の動詞で，同様に「（研究・調査などから）〜であることがわかる・わかった」という意味になる。

調査の結果，このような医薬品に対する医療上のニーズが高いことがわかりました
• Our research **indicated** high medical needs for such a drug.

予備調査の結果，新聞に被験者募集の広告を出すことに問題ないことがわかりました
• The preliminary survey **indicated** no problems in advertising recruitment of subjects for the study in newspapers.

徹底的に調査したが，大きな過失はありませんでした
• A thorough investigation **indicated** no major errors.

予備試験の結果，その新薬がある種のがんに有効だということがわかりました
• Preliminary tests **indicated that** the new drug would be effective against certain types of cancer.

統計は私たちの生活水準が向上したことを示しています
• Statistics **indicate that** our living standard has risen.

PMDAの担当官と話をして，データパッケージには日本人のデータが絶対必要だということがわかりました
• Conversations with the PMDA officer **indicated that** data on Japanese were absolutely necessary in the data package.

これまでのところ，データは日本人と韓国人の薬物動態は類似しているということを示しています
• So far, the data have **indicated that** Japanese and Koreans are similar in PK.

いくつかの調査から〜であることがわかりました
• Some surveys **indicated that**〜.

研究結果は〜であると明らかにしています
• The findings of the research **indicate**〜.

6. Prove　動詞

「prove」は「証明する，立証する，実証する」という意味の動詞で，やはり「（研究・調査などから）〜であることが証明された，判明した，わかった」という意味になる。

実験により彼の理論は正しいことが証明されました
• The experiment **proved** the validity of his theory.

これらのテストから，何もわかりませんでした
• These tests **have not proved** anything.

医学上の経験から，パーキンソン病にはA剤が最も効果があるということが，決定的に証明されました
• Medical experience **has** conclusively **proved that** A (drug) is the most effective for the treatment of Parkinson's disease.

解剖の結果，彼は炭疽中毒で亡くなったことが判明しました
• The autopsy **proved that** he died of anthrax poisoning.

その患者は従来の治療法に不耐性であることが判明しました
• The patient **was proved to be** intolerant of conventional therapies.

私たちのデータは〜を証明しています
• Our data **proves**〜.

研究結果は〜であると証明しています
• The findings of the research **prove**〜.

その書類で〜だとわかります
• The documents **prove that**〜.

7. Demonstrate　動詞

「demonstrate」は「〜を証明する，立証する，論証する，実証する」という意味の動詞で，同様に「〜であることが証明された，判明した，わかった」という意味になる。

その臨床試験で本剤が乳がん患者に有効であるということが明白に証明されました
• The clinical study **demonstrated** unequivocally **that** this drug is effective in patients with breast cancer.

日本の臨床試験は高齢者への0.125mg投与の有効性を証明しています
• Japanese clinical studies **have demonstrated** the efficacy of 0.125mg in geriatric patients.

米国の試験で，血圧低下に対する十分な有効性が立証されています
• Reasonable efficacy of this drug in reducing blood pressure **has been demonstrated** in the US studies.

以下の適応症での十分な有効性が証明されています
• Good efficacy **has been demonstrated** in the following indications.

この新製品はその技術で何ができうるかを見事に示しています
• The new product **demonstrates** successfully that the new technology is capable.

8. Suggest　動詞

「suggest」は「〜を意味する，示唆する，暗示する，それとなく言う」という意味の動詞で，「〜であることがわかった」というより，「〜であることを示唆している」という意味になる。

その報告書は改革が必要であることを示唆しています
• The report **suggests that** improvements are necessary.

米国で行われた臨床試験の結果，本剤は乳がんに効果があるということがわかっています
- The clinical studies conducted in the US **suggest that** the drug is effective in breast cancer.

研究結果は～であることを示しています
- The findings of the research **suggest**～.

調査は～と暗示しています
- Surveys **suggest that**～.

9. 参考

そのほか「～であることがわかる・わかった，明らかになった」という意味で，使われる動詞の例文を以下に示す。

政府による調査の結果，交通事故死者はおよそ１万人にのぼることが判明しました
- A government study **discovered that** traffic accident fatalities totaled to approximately 10,000.

実験結果は彼の理論を裏付けました
- Experimental results **confirmed** his theory.

市場調査の結果，このような製品にはかなりの需要があることが確認されました
- The market research **confirmed** a considerable demand for such a drug.

その有益な報告のおかげで問題点が明確になりました
- The informative report **clarified** the issues.

この文書に私たちの方針が記述されています
- This document **describes** our policy.

安全性に関しての問題が明らかになりました
- A potential problem has been **identified** concerning the safety of the drug.

日本で第Ⅱ相試験を行うことに問題はありません
- We **see** no problem in conducting the Phase II study in Japan.

そのほかの動詞として"state"，"report"，"clarify"，"specify"等が考えられる。

- Turn out　動詞

「～であることがわかる，結果的に～になる，ということになった」という意味で使う「turn out」について，以下に例文を示す（この場合，文章の中の「主語」が「結果として～ということなった」という意味である）。

彼の痛みは，腎結石が原因であると判明しました
- His pain **turned out to be** caused by a renal calculus.

併用療法が結果的に早い回復をもたらしました
- The combination therapy **turned out to be** the best road to recovery.

その情報は事実無根であることがわかりました
- The information **turned out to be** groundless.

計画は結局，何の効果ももたらしませんでした
- The plan **turned out to** have had no effect.

8 「わからない」という表現

Point 7で解説した「わかる，わかった」に対して「わからない，不明である」という表現の例文を以下に示す。

試験が計画通りに終了するかどうかわかりません
- It is **not certain that** the study will be completed as scheduled.

突発性血小板減少性紫斑病の病因は不明のままです
- The pathogenesis of idiopathic thrombocytopenic purpura remains **uncertain**.

どうしたらよいかわかりません
- We are **uncertain** how to do it.

誰が彼の後継者になるかわかりません
- It is **not yet certain** who will succeed him.

私たち多くの者にとって未来ははっきりとしないものです
- The future is **uncertain** for many of us.

その試験で十分な有効性が示されるかどうか不明です
- There is (some) **uncertainty** as to whether good efficacy will be demonstrated in the clinical study.

日本人での試験を行わないで承認申請ができるかどうか，まだ不明です
- It **remains to be seen** whether it is acceptable to submit an NDA without conducting studies in Japanese.

彼がどのような方法でそこへ行くのかは不明です
- It is **not known** exactly how he goes there.

長期的な効果は不明です
- Long-term effects are **not known**.

その薬の効果はまだ不明です
- The effects of that drug are still **unknown**.

血清トランスアミナーゼの上昇の意味は不明です
- The significance of the rise in serum transaminases remains **unclear**.

そんなこと聞かれても何と答えていいかわかりません／答えにくい質問ですね
- I am **not sure** how to answer that question.

そのことについてはよくわかりません
- I am **not sure** about that.

追加試験が必要とされるか，確かではありません
- I am **unsure** whether an additional study will be requested.

9 「悪化」，「増悪」という語が入った例文

Point

「悪化・増悪」という意味を表す語として，次のようなものがある。
動詞："aggravate"（他動詞），"worsen"（自動詞，他動詞），"deteriorate"（自動詞），"exacerbate"（他動詞），"progress"（自動詞），"advance"（自動詞）
名詞："aggravation", "worsening", "deterioration", "exacerbation"
形容詞："worse", "advanced"
「症状や病状の悪化・増悪」には，"aggravation", "worsening", "deterioration", "exacerbation" を使うとよい。がんなどが「進行する」という場合には "progress" あるいは "advance" を使う。

消化性潰瘍が悪化しました
- Peptic ulcer was **aggravated**.

患者の血液の異常をさらに悪化させるおそれがあります
- The patient's hematological abnormalities may be **aggravated**.

この種の腫瘍はカテコールアミンを過剰に産生するため症状が悪化するおそれがあります
- Symptoms may be **aggravated** due to excessive levels of catecholamines associated with this type of tumor.

あなたは花粉症の悪化に注意する必要があります
- You need to guard against the **aggravation** of hay fever.

2013年，彼女は心不全の症状が悪化し15日間入院しました
- She was hospitalized for 15 days in 2013 after the **aggravation** of symptoms of heart failure.

彼の症状は翌日の一日で急速に悪化しました
- His condition **worsened** rapidly over next day.（自動詞）

彼女の父親は1週間前から風邪をこじらせて入院しています
- Her father has been hospitalized for one week because the status of his cold **worsened**.（自動詞）

これらの薬剤の血漿中濃度上昇は，その異化作用のために尿毒症を悪化させるおそれがあります
- Elevated concentrations of these drugs in plasma may **worsen** uremia because of their catabolic effect.（他動詞）

患者に食事により改善したり悪化したりといった疼痛が発現しました
- The patient experienced pain that was either improved or **worsened** by eating.（他動詞）

急いで肺拡張を行ったが一般症状は着実に悪化し，生検をした日の夕方，彼は死亡しました
- Despite prompt pulmonary re-expansion, there was steady **worsening** of the general conditions, and he died on the evening of the biopsy.（名詞）

喫煙量の増加が彼の症状をさらに悪化させました
- Increased amount of smoking resulted in the **worsening** of his condition.（名詞）

慢性症状がますます悪化し，永久障害に至りました
- The chronic condition became progressively **worse** and resulted in permanent disability.（形容詞）

痛みがひどくなってきています
- The pain is getting **worse**.（形容詞）

患者の状態は漸次悪化をたどり，症状，診察所見もこれに伴う変化を示しました
- The patient's condition gradually **deteriorated**, with corresponding changes in symptoms and physical findings.

その患者は容体が急変し，その後死亡しました
- The patient's condition sharply **deteriorated** and he later died.

この2カ月間，彼の健康は肉体的にも精神的にも悪化しています
- His health is **deteriorating** physically and mentally over the past two months.

彼女の身体的状態は著しく悪化してきました
- There has been a marked **deterioration** in her physical condition.

A剤とB剤との併用により腎機能が急速に低下しました
- Use of A (drug) in combination with B (drug) resulted in acute **deterioration** in renal function.

多くの場合，非常に熱い，あるいは非常に冷たい飲み物で症状が悪化します
- In many cases, symptoms are **exacerbated** by very hot or very cold liquids.

これらの薬剤は慢性気管支炎の急激な悪化に有効な治療手段であります
- These drugs constitute effective therapy for acute **exacerbation** of chronic bronchitis.

従来の医薬品が効かなくなった時，シクロスポリンはこれらの疾患の急性増悪に有効に働くかもしれません
- Cyclosporine may be useful for acute **exacerbation** of these diseases when they have become refractory to conventional agents.

黒色腫は，補助療法の後，進行しました
- Melanoma has **progressed** following the adjuvant therapy.

紅斑は時に壊死にまで進行します
- Erythema sometimes **progresses** to necrosis.

A剤は，終末期腎障害への進行を抑えると期待されています
- A (drug) is expected to decrease **progression** to end-stage renal disorder.

疾病が進行するにつれて，症状のない期間（寛解期）が短くなります
- As the disease **advances**, symptom-free intervals become shorter.

従来のがん治療は進行した黒色腫にあまり効果がありません
- Conventional cancer treatments are less effective against **advanced** melanoma.

10 「有効」,「有効性」という語が入った例文

Point

「有効」を表す用語には以下のようなものがある。
有効：effective, efficacious
有効性：efficacy, effectiveness
有効率：efficacy rate, response rate, objective response rate, overall success rate, remission rate
有効例：patients responding to (drug), patients who responded to (drug / therapy), responder

1.（薬剤が）有効である，効果がある，効く　形容詞

(1) Effective

「effective」は，「期待している効果がある，有効な」という意味の形容詞で，薬，治療，手段あるいは方法を含めた「物事・事柄」ばかりでなく「人」も主語として使うことができる。

その薬は静脈投与した時，効果があります
- The drug is **effective** when given intravenously.

臨床試験から，本剤は乳がんの治療において対照薬よりも有効であることが判明しました
- The clinical study revealed that this drug was more **effective** than the comparator in the treatment of breast cancer.

この抗生物質は炭疽病の治療に有効です
- This antibiotic is **effective in** treating anthrax.

適度な運動はいろいろな病気の予防に効果があります
- Moderate exercise is **effective in** preventing a variety of illnesses.

その薬剤は，肺がんの患者集団に有効であることがわかりました
- The drug has been found to be **effective in** lung cancer patient populations.

最近承認になったその新薬は，痛みの緩和に極めてよく効きます
- The new drug approved recently is extremely **effective for** relief of pain.

臨床試験の結果，本剤が症状の緩和に対して有効であることがわかりました
- The clinical study showed that this drug was **effective for** palliation of symptoms.

予備試験は，その新薬がある種のがんに有効だということを示しています
- Preliminary tests indicate that the new drug is **effective against** certain types of cancer.

この抗生物質は広範囲な細菌に有効です
- This antibiotic is **effective against** many types of bacteria.

参考

「人」が主語となった例文を下記に示す。
ジョーンズ氏はこれらの計画の達成に大いに力を発揮しました
- Mr. Jones was chiefly **effective in** bringing these plans to fruition.

彼は国の実質上の指導者でした
- He is the **effective** leader of the country.

(2) Efficacious

「efficacious」は「薬，治療，手段あるいは方法などが効果がある」という意味の形容詞で，「人」を主語として使えない。

プレドニゾロンの維持療法は低用量で効果があります
• Maintenance therapy with prednisolone is **efficacious at** low dose.

その抗生物質の高用量投与はグラム陰性菌による感染症の治療に有効と思われます
• Administration of high doses of the antibiotic may be **efficacious in** the treatment of gram-negative infections.

モルヒネは，がん性の激しい痛みによく効きます
• Morphine is very **efficacious in** relieving severe pains associated with cancer pain syndrome.

この薬は心臓病によく効きます
• This medicine is highly **efficacious in** heart disease.

2. 有効性　名詞

薬剤の「**有効性**」という意味の**名詞**としては，「efficacy」や「effectiveness」があげられる。

(1) Efficacy

以下の適応症に対し，高い有効性が証明されました
• Good **efficacy** was demonstrated in the following indications.

患者集団に対する潜在的有効性はまだ証明されていません
• Potential **efficacy** in the patient population has not been demonstrated.

A剤の胃炎に対する十分な有効性は認められていません
• A (drug) has no sufficient anti-gastritis **efficacy**.

本試験は，高齢者での0.5mg投与の有効性を証明することを目的としています
• This study is intended to verify the **efficacy** of the 0.5mg dose in geriatric patients.

肺がんの治療における本剤の有効性を確立するため，追加試験を行いました
• We conducted an additional study to establish the **efficacy** of this drug in the treatment of pulmonary cancer.

この表は，患者の死亡率減少における有効性を示しています
• This table is showing the **efficacy** in reducing mortality of patients.

来月，乳がんにおける抗腫瘍効果を調べる臨床試験を開始します
• We will start a clinical trial to examine the antitumor **efficacy** in breast cancer next month.

2013年，日本で閉経後女性を対象にA剤の骨粗しょう症予防における安全性および有効性を検証する試験が行われました
• A study of the safety and **efficacy** of A (drug) for prevention of osteoporosis in postmenopausal women was carried out in Japan in 2013.

もし試験の終わりに有意な有効性が認められるなら，承認申請用臨床データパッケージの準備をすぐにも開始できるでしょう
• If significant **efficacy** can be measured at the end of the study, we will be able to start preparing the clinical data package for NDA immediately.

臨床試験において，いまだ有効性がはっきりと確立されていません
• The specific **efficacy** has not been clearly established/determined in clinical studies.

その試験で治験薬の安全性と有効性が評価されることになります
- The safety and **efficacy** of the investigational drug will be evaluated in the study.

リウマチ性関節炎に比べ、腰痛に対する有効性はあまり認められませんでした
- The **efficacy** in low back pain is inferior to (lower than) that in rheumatic arthritis.

(2) Effectiveness

タバコに含まれているニコチンは，抗がん剤の有効性を下げてしまうということがわかっています
- It is know that nicotine in cigarettes reduces the **effectiveness** of anti-cancer drugs.

その新薬の有効性はいまだ臨床試験で証明されていません
- The **effectiveness** of the new drug has not been demonstrated in clinical studies.

臨床試験はA剤による治療の有効性を確認することを目的としています
- The clinical study is intended for confirmation of the **effectiveness** of treatment with A (drug).

3. 有効率，奏功率，寛解率　　名詞

薬剤の「有効率」という意味の名詞としては，「efficacy rate」があり，また，がんの治療においては「奏功率」という意味の名詞として「response rate」，「objective response rate」，「overall success rate」等があげられる。また，「寛解率」という意味の名詞としては「remission rate」という用語もある。

(1) 有効率：Efficacy rate

治療群とプラセボ群の間には有効率の差がほとんど認められませんでした
- There was almost no difference in the **efficacy rate** between the treatment group and the placebo group.

その新薬は有効率90％を示しました
- The **efficacy rate** obtained with the new drug was 90％.

海外の臨床試験においてインフルエンザ予防におけるA剤の有効率は70％でした
- The clinical study of A (drug) conducted overseas showed the 70％ **efficacy rate** in prevention of influenza.

(2) 奏功率：Response rate, Objective response rate

X剤の100mg投与量での奏功率はおよそ25％，また「長期不変」を含む有効率はおよそ20％でした
- X (drug) at the dose of 100mg achieved the **objective response rate** of approx. 25％ and the **objective success rate** of approx. 20％ including long-term NC (no change).

4. 有効例　　名詞

「有効例」という意味の名詞としては，「patients responding to (drug)」，「patients who responded to drug/～therapy」，「responder」等があげられる。

その試験に組み入れられた患者230人のうち有効例は191人（83％）でした
- Of 230 patients enrolled in the study, **patients responding to X (drug)** totaled to 191 (83％).

下記の表はX剤に対する有効例を示しています
- The following table shows the **patients who responded to X (drug)**.

下記の表はホルモン補充療法の有効例を示しています
- The following table shows the **patients who responded to** the hormone replacement therapy.

図1はホルモン療法有効例を示しています
- Fig.1 exhibits the **hormonal therapy responders**.

5. 「有効」という語が入っている用語

そのほか，「有効」という語が入っている用語を以下に示す。

有効期間：shelf-life
有効期限，使用期限，品質保持期限：expiration date
有効血中濃度：effective blood concentrations
最小有効量：the lowest effective dose
有効性エンドポイント（評価項目）：efficacy endpoint
有効性および安全性試験報告書：Reports of Efficacy and Safety Studies（CTD）
有効性サンプル：efficacy sample
有効性の概括評価：Overview of Efficacy （CTD）
有効性の結果：efficacy outcomes
有効性の評価：efficacy assessment, efficacy evaluation
有効性評価基準，有効性評価指数：efficacy parameters
有効成分，活性成分：active ingredient
有効成分に関する理化学的知見：Physicochemistry（添付文書）
（製剤からの）有効成分の放出：release of drug substance from drug product
有効性を示すモデル：efficacy model
有効例数：effective sample size

11 「回復する」という語が入った例文

Point "recover" を「～から立ち直る，回復する，正常な状態に戻る」という意味に使う場合は自動詞で，あとに前置詞 "from" が続く。この場合，主語は「患者や人」であり，「疾患，副作用，有害事象」等ではないことに注意すること。

1. Recover 動詞

患者は投薬中止後，その有害事象から回復しました
→ The **adverse event recovered** after discontinuation of the drug. ［誤］
• The **patient recovered from** the adverse event after discontinuation of the drug. ［正］
• The **patient made** a good **recovery from** the adverse event. ［正］

(1) 「患者や人」が主語で自動詞「recover」を使った例文

彼女は風邪から回復しつつあります
• She is **recovering from** her cold.

彼は重病から回復しました
• He has **recovered from** a severe illness.

患者は脳卒中からめきめきと回復しました
• The patient **recovered from** cerebral stroke with remarkable speed.

彼は不安うつ病からすっかり回復しました
• He completely **recovered from** anxiety depression.

(2) 「患者や人」が主語で名詞「recovery」を使った例文

患者は潰瘍から急速に回復しています
• The patient is **making** rapid **recovery from** ulcer.

彼女は手術からすっかり回復しました
• She **made** a good **recovery from** the operation.

(3)「疾患，副作用，有害事象，症状」が主語の場合の例文

たいていの副作用はしばらくすればなくなります
- Most adverse reactions **go away** after a short time.（自動詞）

赤ちゃんの発疹は数日間治りませんでした
- The baby's rash did not **go away** for several days.（自動詞）

痛みはすぐに消えるでしょう
- The pain will **go away** soon.（自動詞）

痛みが消えました
- The pain is **gone**.（自動詞）

彼の病気はじきに治るでしょう
- His illness will soon **pass away**.（自動詞）

炎症が治まりました
- The inflammation **subsided**.（自動詞）

痛みが治まりました
- The pain **subsided**.（自動詞）

症状が静まりました
- The symptoms have **subsided**.（自動詞）

ほとんどの場合，症状は治療後4～6週間で消失します
- These symptoms usually **resolve** after 4 to 6 weeks of treatment.（自動詞）

反射性血管収縮神経反応は4.5～5秒以内に消失しました
- A reflex vasoconstrictor response **disappeared** within 4.5 to 5 sec.（自動詞）

その傷はいまだに完治しません
- The wound has not yet fully **healed**.（自動詞）

発疹は薬剤投与を続けている間でも消失することがあります
- The rash may **clear up** even while administration of the drug is continued.（自動詞）

患者の全身症状は改善しました
- The patient's systemic condition has **improved**.（自動詞）

抗生物質による治療で病状は著しくよくなりました
- The condition was markedly **improved** by the treatment with antibiotics.（他動詞）

投与を中止すると症状は急速に改善し，2日間のうちに消失しました
- When the drug was discontinued, the symptoms **improved** rapidly and **disappeared** in 2 days.（自動詞）

その病気は完全に治癒しました
- The disease has been completely **cured**.（他動詞）

早期のがんなら手術により治癒が可能です
- Early cancers can **be cured** with surgery.（他動詞）

不眠は睡眠薬，特にベンゾジアゼピンによって一次的に軽減することができます
- Insomnia can **be relieved** temporarily by sleeping pills, especially, bezodiazepines.（他動詞）

頭痛はアスピリンの投与により軽減します
- Headaches **are relieved** by aspirin.（他動詞）

溶血性貧血と脾機能亢進症の併発は脾臓摘出術により劇的に軽減されることがあります
- Complicating hemolytic anemia and hypersplenism may **be** dramatically **relieved** by splenectomy.（他動詞）

痛みは冷湿布により和らぐことがよくあります
- Pain **is** often **alleviated** with cold compresses.（他動詞）

呼吸器疾患は酸素吸入療法により緩和することがあります
- Respiratory ailments may **be alleviated** by oxygen inhalation therapy.（他動詞）

頭痛が少し軽減しました
- The headache **was lessened** to some extent.（他動詞）

彼の視力は一部回復しました
- His sight has been partially **restored**.（他動詞）

12 「因果関係」という語が入った例文

Point 因果関係を表す名詞には次のような語がある。
causal relationship, causality, causal relation, causal association, cause-and-effect relationship

その研究は，照射線量と白血病のリスクとの間の因果関係を証明しました
• The research showed a **causal relationship** between the exposure levels and the risk of leukemia.

症状と薬剤の間にははっきりとした因果関係はありません
• There is no clear **causal relationship** between the symptoms and the drug.

その有害事象と薬剤の間に因果関係はありませんでした
• The adverse event had no **causal relationship to** the study drug.
• There was no **causal relationship** between the adverse event and the study drug.

因果関係については「あり」，「疑わしい」，または「不明」と示してください
• **Causal relationship** should be described as "determinate", "suspected" or "indeterminate".

運動と生活習慣病との因果関係について研究がなされてきました
• A **causal relation** of exercise to lifestyle-related diseases has been studied.

薬剤の投与を中止したら急速に治癒したということは，その有害事象と薬剤との因果関係を示唆しています
• The rapid healing when the drug was withdrawn suggests a **causal relation** between the drug and the adverse event.

薬剤との因果関係は成立していません
• No **causal relation** with the drug has not been established.

A剤との因果関係は否定できない
• A **causal association** with (A drug) **cannot be excluded/ruled out**.

13 「(薬剤の) 併用投与」，「併用療法」という表現

Point 「併用投与」や「併用療法」を表す用語には以下のようなものがある。
concomitant, concomitantly, concurrent, concurrently, combination, coadminister, coadministration

1. Concomitant / Concomitantly 〔形容詞／名詞〕

「concomitant」は形容詞で「同時の」，「concomitantly」は副詞で「同時に」という意味でともに「(薬剤の) 併用投与」という表現に使われる。以下に例文を示す。

薬剤の併用投与は単独投与の場合より，しばしば効果が大きい
• The **concomitant use** of drugs is often more effective than when given alone.

複数の鎮痛剤の併用は避けるべきです
- **Concomitant use** of analgesics should be avoided.

A剤とB剤の併用は重篤な有害事象を引き起こすとの報告があります
- **Concomitant administration** of A drug and B drug has been reported to induce serious adverse events.

その患者にはA剤とB剤が併用されています
- Patients are **receiving** A drug and B drug **concomitantly**.
- A drug and B drug are being **administered/given** to patients **concomitantly**.

本剤はX剤と併用しないこと［添付文書］
- This drug should not be **administered concomitantly with** X drug.

その試験では，本剤とX剤が併用されました
- In that study, this drug was **used concomitantly with** X drug.

2. Concurrent 形容詞　Concurrently 副詞

上記と同様，「concurrent」は形容詞で「同時の」，「concurrently」は副詞で「同時に」という意味でともに「(薬剤の)併用投与」という表現に使われる。以下に例文を示す。

シクロスポリンの排泄が減少するのはA剤，B剤，あるいはC剤との同時投与と関係していました
- Decreased clearance of cyclosporine was associated with **concurrent administration** of A drug, B drug, or C drug.

この疾患の治療にはX剤の併用投与が必要です
- **Concurrent administration** of X drug is needed for the treatment of this disease.

X剤との併用投与後に認められた有害事象の症例は21%(5/24)に及びました
- The cases of adverse events noted after **concurrent use** with X drug totaled 21% (5/24).

その患者にはA剤とB剤が併用投与されています
- A and B drugs are being **administered/given** to the patient **concurrently**.

A剤はB剤が併用投与されます
- A drug is **administered concurrently with** B drug.

3. Combination 名詞

「combination」は形容詞的用法で「組み合わせの」，名詞で「組み合わせ，結合」という意味でやはり「(薬剤の)併用投与」という表現に使われる。以下に例文を示す。

薬剤の併用使用は単独投与に比べてしばしば効果が大きい
- The **combination use** of drugs is often more effective than when given alone.

相互に作用が増強されることがあるので，このような場合には，減量するなど慎重に投与すること［添付文書］
- The effects of the drugs **administered in combination** may be intensified. In such cases, precautions such as reducing the dose should be taken.

X剤は，フルオロウラシル系薬剤との併用により，重篤な血液障害が発現し，死亡に至ることがあるとの報告があります
- It has been reported that the **use** of X drug **in combination with** drugs containing fluorouracil may result in severe hematologic abnormalities, possibly resulting in death.

弱い精神安定剤と抗うつ薬との併用はしばしば有効である
- **Combination** of a mild tranquilizer and an antidepressant is frequently effective.

最善の治療は根治手術とA剤またはB剤を組み合わせることです
- The best therapy is the **combination** of A drug or B drug with radical surgery.

4. Coadminister（動詞） Coadministration（名詞）

「coadminister」は他動詞で「同時に投与する」,「coadministration」は名詞で「同時投与」という意味で,同様に「(薬剤の)併用投与」という表現に使われる。以下に例文を示す。

A剤は下記薬剤と併用しないこと［添付文書］
- A Drug should not be **coadministered** with the following drugs.

A剤を下記薬剤と併用する場合は注意すること［添付文書］
- A Drug should be administered with care when **coadministered** with the following drugs.
- A Drug and the following drugs should be **coadministered** with care.

X剤の併用により,本剤の血中濃度が上昇したとの報告があります
- Elevated blood concentrations of this drug have been reported when **coadministered** with X drug.

多数の薬剤との併用で有害事象が増加しました
- The incidence of adverse events increased due to **coadministration** of multiple drugs.

参考

(a)「併用療法」について以下に例文を示す。
「併用療法」の用語としては
"combination therapy",
"combination treatment",
"concomitant therapy",
"concomitant treatment",
"combination regimen" などがあげられる。

併用療法のリスク・ベネフィットについては慎重に検討する必要があります
- Risks and benefits of **combination therapy** must be reviewed carefully.

その研究は混合感染における併用療法を支持しているが,すべてそのような感染症が複数の薬剤での治療を必要とするわけではない
- Though the studies supported the use of **concomitant therapy** in mixed infections, all such infections do not need to be treated with multiple drugs.

通常,本剤は消化管がんの治療において併用療法の一部として投与される
- This drug is usually given as part of a **combination regimen** for treatment of gastrointestinal cancer.

(b)「併用薬」の用語としては,
"concomitant drug",
"concomitant medication",
"concomitantly administered drug",
"concurrent drug" などがあげられる。

(c)「併用禁止薬,併用禁忌」の用語としては,
"contraindicated drugs", "drugs with which concomitant use is prohibited",
"prohibited concomitant medication" などがあげられる。

14 医薬品の「作用」という表現

Point "action" と "effect" は医薬品の「作用」という意味で相互に使えるが，"action" は活動とか働きという意味合いであり，"effect" は何かに及ぼす影響・効果という意味合いが濃い。すなわち，医薬品（有効成分）が活動（act）し，その結果，効果（effect）が生じるという関連になる。一方 "activity" は医薬品の活性，活動という意味である。

1. Action　名詞

「action」を医薬品に伴って使った場合，「作用，働き，活動，活性」という意味である。

本剤は強い抗菌作用を示しました
- This drug exhibited a potent antibacterial **action**.

本鎮痛剤は主に中枢神経系に対して薬理作用を示しました
- This analgesic exerted its chief pharmacological **actions on** the CNS.

A剤の作用持続時間はB剤よりかなり短い
- The duration of **action** of A Drug is considerably shorter than that of B drug.

このテストは酸の金属に及ぼす作用を調べることを目的としています
- This test is intended to examine the **action** of acid **on** metals.

本剤は神経細胞におけるドパミンの活性を妨ぎます
- This drug blocks the **action** of dopamine **on** nerve cells.

これらの薬剤の併用により本剤の作用が増強しました
- Concurrent use of these drugs potentiated/enhanced/increased the **action** of this drug.
⇒potentiate, enhance, increaseのいずれも「作用を増強する」という意味である。

アスピリンには胃を刺激する作用があります
- Aspirin has an irritation **action on** the stomach.

アルコールは少量を飲む場合にかぎり，よい刺激作用があります
- Alcohol **has** a good stimulant **action** only when taken in small amounts.

本剤の効果は極めて速く現れます
- The **action** of this drug is extremely fast.

その有効成分は医薬品の中で緩和な作用しか示しません
- The active ingredient **has** only mild **action** in the drug.

本剤の作用機序はまだわかっていません
- The mechanism of **action** of this drug is not yet known.

2. Effect　名詞

「effect」を名詞で使った場合，医薬品の「作用，効果，効能，影響，結果」という意味になる。

この薬は人体に何ら悪い作用を起こしません
- This medicine **has** no bad **effects on** the human system.

多くの女性は妊娠中，胎児への影響を考え喫煙を止めます
- Many women stop smoking during pregnancy because of the **effects on** the baby.

A剤は血圧に何ら作用しませんでした
- A Drug **had** no **effect on** blood pressure.

太陽光線は皮膚に有害な作用を及ぼします
- The sun's rays have harmful effects on the skin.

カフェインは神経に強く作用します
- Caffeine has a strong effect on the nerves.

A剤は既存のB剤よりはるかに強い保護作用を生じることがわかりました
- The new A Drug was found to produce a far more potent protective effect than the existing B Drug.

処方された薬は結局効果がありませんでした
- The prescribed medicine failed to exhibit/show its effect.

その薬は彼の症状に何ら有意な効果を示しませんでした
- The drug had no significant effect on his symptoms.

その薬は私には効きませんでした
- The medicine had no effect on me.

その手術は症状にも血圧レベルにも何ら効果がありませんでした
- The operation had no effect either on the symptoms or the level of blood pressure.

患者は心疾患のため2年間その薬剤を服用しましたが、著効はみられませんでした
- The patient used the drug for 2 years because of cardiac disease, but it had no noticeable effect.

3. Activity　名詞

「activity」を医薬品に伴って使った場合、「活性, 活動, 作用」という意味である。

本剤は強いアドレナリン受容体拮抗作用を有しています
- This drug has a potent adrenoceptor antagonistic activity.

その薬剤は最小阻止濃度以下の濃度でも、強い抗菌力を発揮します
- The drug provides potent antibacterial activity, even at concentrations less than the MIC.

その抗生物質は耐性菌に対し有意な活性を示しました
- This antibiotic showed significant activity against resistant organisms.

A剤はB剤より強力な抗菌作用を示しました
- A Drug showed greater antibacterial activity than B Drug.

これでホルモンの働きが弱まります
- This will inhibit hormonal activity.

その酵素は前頭部で最大の活性を示し、側頭皮質では最小となります
- Maximal activity of the enzyme is found in the frontal region, and minimal in the temporal cortex.

4. Act　自動詞

自動詞の「act」は多くの場合、前置詞「on」を伴って「〜に作用する, 効く」という意味になる。

この拮抗薬は大脳血管に選択的に作用します
- This antagonist acts selectively on cerebral vessels.

これらの化学薬品は植物ばかりでなく動物の組織に作用します
- These chemicals act on animal tissues as well as on plants.

この薬は胃に効きます
- This drug acts on the stomach.

酸は金属に作用する
- Acid acts on metals.

この薬はゆっくり効いてきます
- The drug acts slowly.

これは持続作用性薬剤です
- This is a long-acting drug.

参考

①他動詞の「**affect**」は「影響を及ぼす」という意味であり，また「**作用する**」という意味でも使われる。時に「害を及ぼす」という意味を併せ持つ（センテンスの中の修飾語で使い分けるとよい）。

喫煙は彼女の健康に悪影響を及ぼしました
・Smoking **affected** her health.

その新薬は全身の細胞に作用します
・The new drug **affects** cells throughout the body.

彼の肺は侵されています
・His lungs are **affected**.

彼はリウマチにかかっています
・He is **affected** with rheumatism.

②自動詞の「**work**」もしばしば薬などが「**効く，効き目がある，作用する**」という意味で使われる。

その薬は不思議なくらいによく効きます
・The drug **works** like magic.

この薬は私には効きません
・This medicine doesn't **work** on me.

麻酔薬が徐々に効き始めました
・The anesthetic slowly began to **work**.

15 「忍容性，耐容性」という表現

Point　「忍容性」あるいは「耐容性」とは，患者の医薬品に対する耐性とか抵抗力を意味する。医療用医薬品の臨床試験においては，被験者が有害作用にどれだけ耐えうるかの程度をいう。

1．忍容性，耐容性，耐性

この意味の名詞としては，「**tolerance**」，「**tolerability**」等があげられる。以下に例文を示す。

(1) tolerance　名詞

繰り返し投薬すると，その薬剤に対する耐性が発現します（薬が効かなくなる）
・With repeated medication, **tolerance** to the drug develops.

頸部は放射線に対して高い耐容性を持っています
・The cervix has a high **tolerance** to radiation.

糖尿病は，インスリンの分泌が減少することで，炭水化物への耐性が低下するという特徴があります
・Diabetes mellitus is characterized by decreased **tolerance** to carbohydrate due to decreased secretion of insulin.

炭水化物に対する高い耐性は，副腎皮質機能低下症でも認められました
・High **tolerance** to carbohydrate is also observed in adrenocortical insufficiency.

向精神薬に対する耐性およびこれらの薬剤間の交差耐性は動物を使った行動／生化学試験において示されます
・**Tolerance** to psychotropics and **crosstolerance** among the drugs are demonstrated in behavioral/biochemical tests in animals.

(2) tolerability 名詞

本試験の目的は，関節リウマチの治療におけるA剤の有効性，安全性および忍容性を調査することです
- The objective of this study is to determine the efficacy, safety, and **tolerability** of A (drug) used in the treatment of rheumatoid arthritis.

米国で実施した試験で，B剤の薬物動態と耐容性が評価されました
- Pharmacokinetics and **tolerability** of B (drug) were evaluated in the study conducted in the US.

本剤の忍容性は視覚的アナログ尺度と有害事象の発現率により評価されました
- **Tolerability** of this drug was assessed by visual analogue scale (VAS) and the incidence of adverse events.

2. 耐容性がある，忍容性がある，耐性がある

この意味の形容詞としては，「tolerated」，「tolerable」等があげられる．以下に例文を示す．

(1) tolerated 形容詞

健常人では10mgまでの用量に十分耐容性があります
- The doses up to 10mg are well **tolerated** in healthy volunteers.

A剤もB剤も同様の忍容性を示しました
- A (drug) and B (drug) were equally **tolerated**.

＊忍容性良好（well-tolerated）

A剤は反復経口投与後も忍容性良好であった
- A (drug) is **well-tolerated** after multiple oral dosing.

この2つの鎮痛剤はともに副作用が少なく，忍容性良好であった
- These two analgesics are **well-tolerated** with few adverse reactions.

(2) tolerable 形容詞

治療により生じるフラストレーションは患者が耐えうる程度に維持しなくてはなりません
- Frustration induced in therapy must be kept at a level **tolerable** to the patient.

10mgはほとんどの患者で耐容量でしたが，3人については低血圧の発現により減量しました
- The 10mg dose was **tolerable** in most patients but reduced in 3 patients because of occurrence of hypotension.

(3) tolerant 形容詞

これらの虫はDDTに対して極めて耐性があります
- These insects are **highly-tolerant** to DDT.

ここで「最も寒冷に耐性がある」という意味は最低温度の中での生存の可能性を意味します
- "Most **tolerant** to cold" is here taken to mean ability to survive the lowest temperature.

3. 不耐性，不耐容

この意味の名詞としては「intolerance」等があげられる．以下に例文を示す．

これは食事に対する胃の不耐容であって，薬剤に関係したものではありません
- This is gastric **intolerance** for the previous meal, which is not drug-related.

中には乳糖に不耐性を示す人たちがいます
- There are people who have an **intolerance** for lactose.

4. 耐容性がない，忍容性がない，耐性がない，不耐性の

この意味の**形容詞**としては，「intolerant」，「intolerable」等があげられる．以下に例文を示す．

(1) intolerant　形容詞

多くの患者で，ひどい頭痛を生じるその新薬に耐容性がみられませんでした
- Many patients were **intolerant** of the new drug producing severe headache.

この新薬は従来のMRSA治療に不耐性の患者の治療に有効です
- This new drug is efficacious in treatment of patients who are **intolerant** of conventional MRSA therapies.

その患者は経腸栄養ができませんでした
- The patient was **intolerant** of enteral feeding.

不耐性例
- patients who are **intolerant** of 〜therapy
- patients **intolerant** of (drug)
- patients who are **not tolerant** of 〜 therapy

(2) intolerable　形容詞

アルコールと一緒にその薬を飲んだ患者に，耐え難い副作用が発現しました
- An **intolerable** adverse reaction occurred in the patient who took the medicine with alcohol.

試験の結果，5mgは不耐性量であることがわかりました
- The study disclosed that 5mg was **intolerable** dose.

参考

① "tolerance"，"intolerant" あるいは "intolerable"に対し同じような意味ではあるが「薬剤が効かない」というニュアンスとして"**resistance**"や"**resistant**"があげられる．以下に例文を示す．

大量の投薬治療を受けている患者では，ある薬剤に対する耐性を発現する人もいます
- There are some patients who are heavily medicated and therefore develop a **resistance** to certain drugs.

その細菌はほとんどの抗生物質に耐性があることがわかりました
- The bacterium was found to be **resistant** to almost all antibiotics.

その患者にその新薬は効きませんでした
- The patient was **resistant** to the new drug.

その新薬に対して，種々のがん細胞に耐性がみられるとの報告が多数あります
- There are many reports that various cancer cells are **resistant** to the new drug.

②その他関連用語を以下に示す．

maximum tolerance dose (MTD)：
　最大耐(容)性
tolerance interval：許容区間
tolerance study：耐久試験
abnormal glucose tolerance：
　耐糖能異常
clinical intolerance：臨床的不耐容
tolerability study：忍容性試験
initial tolerability：初期忍容性
Patient PK and Initial Tolerability Study Reports：患者におけるPKおよび初期忍容性試験報告
tolerable daily intake (TDI)：
　耐容1日摂取量
tolerable dose：耐線量
intolerable dose：不耐性量

16 「〜が認められた，見られた」，「認識された」という表現

Point 製薬企業において臨床試験の報告書等で「(試験の結果)〜が認められた，見られた」という表現は頻繁に使われる。また「〜と認識された，〜認められた」という少しニュアンスの違う表現もある。これらに該当する英単語として，observe, see, note, find, show, demonstrate, recognize, acknowledge, confirm 等，多くの動詞が考えられる。以下に例文を示すので，それぞれの文章の「主語」と，使われている「動詞」に注意し，適切な「主語と動詞」を選ぶよう参考にしていただきたい。

1.「〜が認められた，見られた」という言い回しの入った例文

この意味のセンテンスには以下の動詞がよく使われ，多くの場合「受動態」で表される。またこれらの動詞は以下に示すセンテンスのように主語（例えば，有害事象 [adverse events]）によっては相互に交換が可能である。

有害事象が140人に認められました
- Adverse reactions were **observed/seen/noted/found/recognized** in 140 patients.

以下に個々の動詞を使った場合の例文を示す。

(1) (be) observed 〔他動詞〕
「observe」は「観察する」という意味の他動詞で，受動態のセンテンスでは「〜が観察された，見られた，認められた」という意味になる。

めまいが10mgおよび20mg投与群に各1例認められました
- Dizziness **was observed** in one case each of the 10mg and 20mg dose groups.

有害事象の発現率において10mg投与群とプラセボ群の間に臨床的に有意な差は認められませんでした
- No clinically significant difference in the incidence of adverse events **was observed** between the 10mg dose group and the placebo group.

ときに発疹・そう痒感等の過敏症状が現れることがあるので，このような場合には（そうした症状が認められた場合には）投与を中止すること
- Hypersensitivity reactions such as rash and pruritus may occur occasionally. Administration should be discontinued if such symptoms **are observed**.

(2) (be) seen 〔他動詞〕
「see」は「見る，見える」という意味の他動詞で，受動態のセンテンスでは「〜が見られた，認められた」という意味になる。

米国で行われた臨床試験で，因果関係が否定できない有害事象が被験者の8.5％(235/397)に認められました
- In the clinical study conducted in the US, treatment-related adverse events **were seen** in 8.5%(235/397) of the subjects enrolled.

心拍数減少はイヌを使った一般薬理試験でも認められました
- The decrease in heart rate **was** also **seen** in general pharmacology study in dogs.

日本人と白人とで嘔気および精神障害の発現率に差が見られました
- Differences **were seen** between Japanese and Caucasians in terms of the incidences of nausea and psychiatric disorders.

(3) (be) noted 〔他動詞〕

「note」は「気付く，気が付く」という意味の他動詞で，受動態のセンテンスでは「〜が気付かれた，認められた」という意味になる。

10mg投与群に顕著な体温の低下が認められました
- A marked decrease in body temperature **was noted** in the 10mg dose group.

間質性肺炎の徴候が認められたら，投与を中止し，副腎皮質ホルモン剤の投与等の適切な処置を行うこと
- If any signs of interstitial pneumonia **are noted**, administration should be discontinued and appropriate therapeutic measures, including administration of adrenacortical hormone, must be taken.

バイタルサインのデータからは臨床的に意味のある所見は認められませんでした
- No clinically significant findings **were noted** in the vital sign data.

(4) (be) found 〔他動詞〕

「find」は「見つける，気付く，知る」という意味の他動詞で，受動態のセンテンスでは「〜が見つけられた，認められた」という意味になる。

異常が認められた場合には直ちに投与を中止し，適切な処置を行うこと
- If any abnormalities **are found**, the drug must be discontinued immediately, and appropriate corrective measures taken.

その2群間に，有害事象の発現率における統計的有意差は認められませんでした
- No statistically significant difference in the incidence of adverse events **was found** between the two groups.

2012年9月以降に製造された原薬バルクのすべてのロットにおいて混入は認められませんでした
- No contamination **was found** in all lots of bulk drugs manufactured in and after September 2012.

(5) (be) shown 〔他動詞〕

「show」は「〜を示す，表す，表示する」という意味と同時に「〜を明確にする，証明する」という意味の他動詞で，そうした意味を含めて「認められた」という表現に使われる。

雄性生殖能回復試験において，投与4週間後のテストステロン値に減少が認められました
- Reduced testosterone level **was shown** after 4 weeks treatment in a male fertility reversibility study.

試験から心臓異常の徴候が認められました
- Indication of cardiac abnormality **was shown** in the test.

本剤は，健常成人において血中IGF-I濃度を増加させることが認められています
- This drug has **been shown** to increase blood IGF-I concentrations in healthy adults.

十分な効果が認められない場合は，漫然と投与しないこと
- If sufficient effects of this drug **are** not **shown**, administration of this drug should not be continued irresponsibly.

(6) (be) demonstrated 〔他動詞〕

「demonstrate」も「〜を示す，明示する，明らかにする」という意味と同時に「立証する，実証する」という意味の他動詞で，そうした意味を含めて「認められた」という表現に使われる。

本剤を30℃で24カ月保存したところ品質の劣化が認められました
- Deterioration in quality of this drug **was demonstrated** in the storage tests on the condition of 24 months at 30℃.

臨床試験の結果，以下に示す効能に対し高い有効性が証明され（認められ）ました
- Good efficacy **was demonstrated** in the following indications by clinical studies.

A剤は高血圧の治療に有用であることが認められました
- Drug A **was demonstrated** to be useful in the treatment of hypertension.

臨床試験で消化管障害の発現率における日本人と西欧人の類似性が認められました
- Similarity between Japanese and Westerners in the incidence of gastrointestinal disorders **was demonstrated** in the clinical study.

2.「～と認識された，見なされた」という意味での「～と認められた」という言い回しの例文

(1) (be) recognized　他動詞

「recognize」は1.で取り上げた動詞とは異なり「～と認識する」という意味の**他動詞**で，受動態のセンテンスでは「～だと認められた」という意味になる（recognizeは（概観や特徴から）認識する，（ある事実に）気が付く（get aware of～）という意味）。

LAL法は発熱試験に対する適切な代替試験方法として認められました
- The LAL method **was recognized** as a suitable substitute for the pyrogen test.

これらの副作用はキナーゼ阻害剤に特徴的であると認められています
- These adverse reactions have **been recognized** as specific to kinase inhibitors.

自発運動の抑制および嘔吐は毒性所見とは認められませんでした
- Hypoactivity and emesis **were** not **recognized** as toxic findings.

有害事象として認められた頭痛の多くが偶発症状とされました
- The most headaches **recognized** as the adverse events were judged to be accidental symptoms.

(2) (be) acknowledged　他動詞

「acknowledge」も「～と認識する」という意味の他動詞で，受動態のセンテンスでは「～だと認められた」という意味になる（acknowledgeは（事実や真実を）認識するという意味）。

FDAにより本剤の有用性が認められ，優先審査に指定されました
- The clinical usefulness of this drug **was acknowledged** by FDA, to which priority review status was granted.

悪心は日本でよく認められ（認識され）ている有害事象です
- Nausea is an adverse event well **acknowledged** in Japan.

成長ホルモン分泌不全がその病気の背景要素であると認められました
- Growth hormone deficiency **was acknowledged** as a background factor of the disease.

参考

「～が認められた」という意味で使われるその他の動詞や言い回しを以下に示す。

(1) 受動態

頭痛は3mg投与群の5％およびプラセボ群の3％に認められました
- Headache **was reported** in 5% of the patients in the 3mg dose group and 3% of the patients in the placebo group.

その薬剤は経口投与後約3時間，血漿中に認められます
- The drug can **be detected** in the plasma for about 3 hours after oral administration.

雌のラットおよび雌雄マウスでいずれの投与量でも発がん性は認められませんでした
- No carcinogenicity **was identified** at any dose in female rats and male and female mice.

その比較試験で本剤の有用性が認められました
- The usefulness of this drug **was confirmed** in the comparative study.

(2) 能動態，その他

臨床検査値異常に関して特記すべき所見は認められませんでした
- **There were** no notable observations with respect to laboratory test abnormalities.

本治験において死亡は認められませんでした
- **There were** no deaths during the clinical study.

有害事象による減量は認められませんでした
- **There were** no reports of dose reductions due to adverse events.

効果が認められない場合，本剤を漫然と使用すべきではありません
- If **there is** no sufficient response to the treatment, administration of this drug should not be continued irresponsibly.

以下の有害事象が36症例に認められたとの報告があります
- It is reported that the following adverse events **occurred** in 36 patients.

本治験において重篤な有害事象は認められませんでした
- No serious adverse events **occurred** during the study.

本治験において死亡は認められませんでした
- No deaths **occurred** during the clinical study.

本剤で治療した患者の25％に有害事象が認められた
- 25% of the patients treated with this drug **experienced** adverse events.

本治験中250人に少なくとも一度有害事象が認められた
- 250 patients **experienced** at least one adverse event during the clinical study.

その比較試験により本剤の有用性が認められました
- The comparative study **confirmed** the usefulness of this drug.

本治験において死亡は認められませんでした
- No patients **died** in this clinical study.

未変化体が尿中に認められました
- Unchanged drug **appeared** in the urine.

血圧上昇が認められたら，減量または投与を中止するなど適切な処置を行うこと
- If hypertension **develops**, the dose should be reduced, the drug should be discontinued, or other appropriate therapeutic measures should be taken.

リンパ節症が認められるかもしれません
- Lymphadenopathy may **be present**.

A剤は安全で忍容性も良好であり，投与量に関連した安全性の問題は認められませんでした
- A (drug) was safe and well tolerated; no dose-related safety concerns **were evident.**

17 「単回投与」，「反復投与」という表現

Point 通常，「単回投与」に該当する用語として "single dose"，また「反復投与」に該当する用語として "multiple dose" あるいは "multi-dose" が使われる。

1. Single dose：単回投与（注：以下の文章でXXは「ある薬剤」の意味）

(1) Single dose と「投与する」という意味の「administer」（動詞）または「give」（動詞）の組み合わせ

XXを100mgまでの用量で単回投与しました
- XX was **administered in single doses** up to 100mg.

健康成人男女30例にXXを100mgから300mgの範囲で単回投与した時，投与後約2時間で最高血漿中濃度に達しました
- When XX was **administered in a single dose** of 100-300mg to 30 healthy adults (male and female), the plasma concentration reached the peak (C_{max}) in approximately 2 hours.

患者にはXXが週1回単回投与されました
- Patients were **given a single dose of** XX once a week.

最高用量100mgを健康成人に静注単回投与したところ，最も重篤な有害事象として眩暈と嘔吐が認められました
- When the highest dose of 100mg was **given** intravenously to healthy adults **in a single dose**, dizziness and vomiting were observed as the most serious adverse events.

(2) Single dose と「投与」という意味の「administration」（名詞）「dosing」（名詞）および「injection」（名詞）の組み合わせ

被験者にXX400mgを経口単回投与したところ，副作用の発現率が増加しました
- Oral **administration** of XX to the subjects in **a single dose** of 400mg resulted in the increased incidence of adverse reactions.

XXを単回投与しても尿中のステロイド濃度は上昇しませんでした
- **Single dose administration** of XX did not increase the urinary steroid levels.

その試験で高齢者への0.1mg単回経口投与の有用性が確認されました
- Usefulness of **single dose oral administration** of 0.1mg in geriatrics was confirmed in the study.

XX100mgを単回投与したところC_{max}が約1.5倍，AUCが約4.2倍増加しました
- C_{max} and AUC increased after **single dosing** of XX 100mg by approximately 1.5 and 4.2 times, respectively.

300mgを単回静注したところ，血圧は正常値まで急激に下がりました
- After **a single i.v. injection** of 300mg, it promptly reduced blood pressure to normal levels.

(3) Single dose と「使用・治療」という意味の名詞との組み合わせ

本剤の単回投与は血圧の調整に有効でないことがわかりました
- **Single dose use** of this drug was found not efficacious for the control of blood pressure.

残念ですが，日本では単回投与用注射剤を開発しないことにしました
- Unfortunately, we decided not to develop any injectable formulation for **single dose usage** in Japan.

彼女は抗アレルギー薬の単回皮下投与により，蕁麻疹の治療を受けました
- She received **single dose** s.c. **treatment** for hives with an antiallergenic drug.

彼には新抗アレルギー薬XXの静注単回投与による治療が行われました
- He was **treated** with **a single** i.v. **dose** of XX, a new antiallergenic drug.

透析患者には治療開始1日目にXX200mgを単回投与します
- Patients on hemodialysis should **receive a single dose** of 200mg of XX on the first day of treatment.

(4) Single dose と「試験」という意味の「study」（名詞）あるいは「test」（名詞）との組み合わせ

日本の第Ⅰ相単回投与試験で，因果関係が否定できない有害事象が1例に見られました
- A treatment-related adverse event was seen in one subject in the Japanese Phase I **single dose study**.

その単回経口投与毒性試験は，いつ終了するのかお知らせください
- Please let me know when the **single dose** oral toxicity **test** will be completed.

(5) その他「single dose」が使われる用語
① **PK of XX single dose** 単回投与後の薬物動態
② **PK of an oral single dose of XX（drug）** 経口単回投与後の薬物動態
③ **single dose injectable formulation** 単回投与用注射剤
④ **single daily dose** 1日1回単回投与
⑤ **single intravenous（i.v.）dose** 単回静脈内投与
⑥ **single subcutaneous dose** 単回皮下投与
⑦ **single large dose** 単回大量投与

2. Multiple dose, multi-dose：反復投与

(1) Multiple dose と「投与する」という意味の「administer」（動詞）または「give」（動詞）の組み合わせ

XX剤20mgを4日間反復投与した時，QT延長が観察されました
- QT prolongation was observed when 20mg of XX was **administered in multiple doses** for 4 days.

健康成人男女50例にXX剤を1日4mgまたは1日8mg反復投与しました
- **Multiple doses** of 4mg/day or 8mg/day of XX were **administered** to 50 healthy male and female adults.

肝障害患者にXX剤100mgを1日2回5日間反復投与しました
- 100mg of XX was **administered** to hepatic impairment patients **in multiple doses** twice daily for 5 days.

この試験では，患者にXXが10日間反復投与されます
- In this study, patients will be **given multiple doses** of XX for 10 days.

(2) Multiple dose と,「投与」という意味の「administration」（名詞）「dosing」（名詞）および「injection」（名詞）の組み合わせ

XXと併用薬YYを反復投与した時，XXの血漿中濃度はYYに影響されませんでした
- In **multiple dose administration** of XX and the concomitant YY, the plasma concentrations of XX were not affected by YY.

健康成人にXX100mgを1日1回朝食後10日間反復投与したところ，血漿中濃度は5日目に定常状態になりました
- Following **multiple** oral **administration** of XX 100mg after breakfast once daily for 10 days to healthy adults, plasma concentrations reached steady-state at Day 5.

健康成人20例にAA剤1日50mgを反復投与する前に，BB剤0.75mg/kgを単回経口投与し，プロトロンビン反応時間を比較しました
- A single oral dose of BB 0.75 mg/kg was administered to 20 healthy adults before **multiple administration** of AA 50mg/day to compare the prothrombin response time.

健康高齢者(65〜80歳)と健康成人(40歳以下)にXX 4mg(2mgを1日2回)を反復投与したところ，血清中濃度推移は両者で類似していました
- After **multiple dosing** of XX 4mg (2mg b.i.d.) to healthy elderly volunteers (aged 65 through 80) and healthy young volunteers (aged 40 or less), the time-course changes in serum concentrations were similar between the healthy elderly and young volunteers.

XX剤反復投与時の終末相において，血中濃度が長期間にわたって検出されました
- Blood concentrations were continued to be determined for a long time at the terminal phase of the **multiple dosing** of XX.

その患者には反復皮下注射は推奨できません
- **Multiple subcutaneous injection** cannot be recommended to the patient.

(3) Multiple dose と「使用・治療」という意味の名詞との組み合わせ

XX剤100mgを1日1回10日間という反復投与法は，その患者に無効でした
- The patient did not sufficiently respond to the **multiple dose regimen** of XX 100mg once daily for 10 days.

うつ病の患者にXX剤の反復投与の有効性が認められました
- **Multi-dose use** of XX has shown good efficacy in patients with depression.

(4) Multiple dose と「試験」という意味の「study」(名詞)あるいは「test」(名詞)との組み合わせ

高血圧患者を対象にしたXXの反復投与試験で，血漿中濃度へのXXの影響は認められませんでした
- In **multiple dose study** of XX in hypertensive patients, XX had no effect on the plasma concentrations.

健康成人を対象にした反復投与試験で，7日までにC_{max}値およびAUC値がともに上昇しました
- Both C_{max} and AUC values increased by Day 7 in the **multiple dose study** in healthy adults.

サル反復投与毒性試験では，XXが10日ごとに投与されました
- XX was administered every 10 days in the **multiple dose toxicity test** in monkeys.

(5) その他「multiple dose」が使われる用語

- **Multiple dose** vials for marketing 市販用反復投与バイアル
- PK of **multiple doses** of XX XX反復投与後の薬物動態

(6)「反復投与」あるいは「連続投与」の表現で使われる「multiple dose」以外の用語

- repeated doses 連続投与／反復投与
- repeated administration 連続投与／反復投与
- repeated intravenous injection 反復静注
- continuous administration 連続投与
- continuous medication 連続投与
- continuous injection 連続注入

18 「中止する，終了する」という表現

Point 臨床試験の報告書等の中でよく使われる「試験／治験，投薬，薬剤，治療，被験者／患者」に関連して「中止する，停止する，中断する，終了する」という意味に使われる英語表現について解説する。これらの表現に該当する動詞・名詞として，discontinue/discontinuation, withdraw/withdrawal, terminate/termination, cease/cessation 等があげられる。

1. Discontinue 動詞 / Discontinuation 名詞

「discontinue」は「〜を（続けることを）やめる，中止する」という意味の**動詞**，また「discontinuation」は「中止」という意味の**名詞**である。この場合「中止となるもの」として主語あるいは目的語になるものは「試験／治験」，「投薬」，「薬剤」，「治療」，「被験者／患者」等があげられる。

重篤な心血管系有害事象が発現したため治験は中止されました
- The clinical **study** was **discontinued** due to the occurrence of serious cardiovascular adverse events.

何らかのショック症状が認められた場合には投与を中止し，適切な処置を行うこと
- If any signs of shock are observed, **administration of the drug** should be **discontinued** and appropriate therapeutic measures taken.

異常が見られた場合には投与を中止すること
- **Administration** should be **discontinued**, if any abnormal findings are observed.

血圧上昇が認められた場合には，減量または投与を中止するなど適切な処置を行うこと
- If hypertension develops, the dose should be reduced, the **drug** should be **discontinued**, or other appropriate therapeutic measures should be taken.

減量または一時的に休薬すること
- The dose should be reduced or the **drug** should be temporarily **discontinued**.

投薬を中止するとすぐに症状が消失し，患者は回復に向かっています
- Upon **discontinuing** the **drug**, the symptoms disappeared, and the patient is now recovering.

抗体の産生により効果の減弱が見られる場合には，投与を中止し，適宜ほかの治療法を考慮すること
- When the therapeutic effect of this drug is reduced because of production of antibodies, the **treatment** should be **discontinued** and, if necessary, an alternative therapy should be considered.

インスリン療法を中止しました
- The insulin **therapy** was **discontinued**.

観察を十分行い，異常が認められた場合には投与を中止するなど適切な処置を行うこと
• Patients should be carefully monitored, and appropriate measures such as **discontinuation** of **treatment** should be taken if any abnormality is observed.

治療を突然中止したら禁断症状が現れました
• Withdrawal symptoms occurred after sudden **discontinuation** of the **treatment**.

15人の患者は副作用のため治験を中止させられました
• 15 **patients** were **discontinued** from the clinical study because of the adverse reactions.

患者に医師の指示なしに使用を中止しないよう注意すること
• The patient must be instructed not to **discontinue taking this product** without consulting a physician.

やむを得ず投与する場合には授乳を中止させること
• If treatment with this drug is judged to be essential, **breast feeding** must be **discontinued** during treatment.

2. Withdraw / Withdrawal　動詞／名詞

「withdraw」は「〜から退く，撤退する，〜をやめる・中止する」という意味で，他動詞の場合「中止となるもの」として主語あるいは目的語になるものは主に「薬剤」で，自動詞の場合は「from」を伴って主語が「被験者／患者」となる。また「withdrawal」は「中止」という意味と「中止例（被験者／患者）」という意味を有する。

そのような徴候が現れたら，直ちに薬の投与を中止すること
• If such signs emerge, the **drug** should be **withdrawn** immediately.

休薬する場合には徐々に減量すること
• If the **drug** is **withdrawn**, the dosage must be gradually reduced.

12例が有害事象により試験を中止しました
• 12 **patients withdrew from** the clinical study due to adverse events.

投与を急に中止した場合，症状が悪化する可能性があると報告されています
• There are reports that abrupt **withdrawal** of the **drug** may result in aggravation of symptoms in patients.

参考

「withdraw」は以下のように，針などを「引き抜く」という場合や，「**禁断症状等**」の用語にも使われる。

注射針を刺入したとき，激痛や血液の逆流をみた場合には，直ちに針を抜き，部位を変えて注射すること
• If insertion of the injection needle induces intense pain or if blood flows back into the syringe, **withdraw** the **needle** immediately and perform injection at a different site.

分娩前に連用した場合，出生後新生児に禁断症状（神経過敏，振せん等）が現れることがある
• **Symptoms of drug withdrawal** (nervousness, tremor, etc.) may be observed in neonates after the birth, if the drug is administered to mothers repeatedly before delivery.

- **(drug) withdrawal symptoms**：禁断症状，離脱症状，禁断症候群，退薬症候群
- **withdrawal phenomenon**（単数）／**phenomena**（複数）：禁断症状
- **withdrawal reaction**：離脱反応
- **withdrawal sign**：退薬症候
- **acute withdrawal syndrome (AWS)**：急性離脱症候群

異常が認められた場合には減量や休薬等の適切な処置を行うこと
• Should any abnormalities be noted, appropriate measures such as dosage reduction or **drug withdrawal** should be instituted.

本剤投与中止後直ちに副作用が消失しました
• The adverse reactions immediately resolved following **withdrawal** of this **product**.

有害事象による中止例は全部で12例ありました
• **Withdrawals** due to adverse events totaled to 12.

有害事象による中止例はありませんでした
• There were no **patient withdrawals** due to adverse events.

A剤とB剤の併用による治療は有害事象により中止されました
• The **treatment** with coadministration of A and B was **terminated** due to the adverse event.

治験への組み入れを中止するため患者の登録を終了しました
• The entry was closed to **terminate** the **enrollment**.

私たちはその臨床開発計画を中止せざるを得ませんでした
• We had to **terminate** the clinical development **program**.

試験の早期（未完了）中止が決定されました
• Premature **termination** of the clinical **trial** was decided.

3. Terminate / Termination 動詞／名詞

「terminate」は「〜を終える，終了する，終結する」という意味の動詞で，「termination」は「終了，終結」という意味の名詞である。この場合，中止となるものとして主語あるいは目的語になるものは「試験／治験」，「投薬」，「治療」等があげられる。

その治験は2013年12月に終了しました
• The clinical **study** was **terminated** in December 2013.

投与を中止する場合は，少なくとも1週間かけて徐々に減量すること
• If **administration** is **terminated**, the dose should be reduced gradually over at least one week.

その疾病は治療が終わると高い確率で再発するとの報告があります
• It is reported that the disease relapses in a significant proportion of patients when **therapy** is **terminated**.

4. Cease / Cessation 動詞／名詞

「cease」は「〜を中止する，停止する」という意味の動詞で，「cessation」は「中止，停止，中断」という意味の名詞である。この場合，中止となるものとして主語あるいは目的語になるものは主に「治療」があげられる。

治療の中止後にリバウンド現象が見られました
• After the **treatment** was **ceased**, rebound phenomena occurred.

私たちはその臨床開発計画を中止することに決めました
• We decided to **cease** the clinical development **program**.

そのような副作用が起きた場合は即時治療を中止する必要があります
• Such adverse reactions necessitate immediate **cessation** of the **treatment**.

治療を突然中止したら，患者の容態が悪化してしまいました
• After abrupt **cessation** of **therapy**, the patient's symptoms were aggravated.

その試験の即時中止が求められました
- Immediate **cessation** of the **test** was requested.

> **参考**
> 「**cessation**」は以下のように，禁煙に関連した用語にも使われる。
> ・**smoking cessation**：禁煙
> ・**smoking cessation therapy**：禁煙治療

5. その他の動詞「complete」，「stop」，「suspend」等

治療が終了するとすぐにその有害事象は消失しました
- The adverse event disappeared immediately after the **treatment** was **completed**.

その治験は予定通り8月末に終了しました
- The **clinical study** was **completed** at the end of August as scheduled.

書類が完成次第，効能追加申請を提出するつもりです
- We will submit an application for registering the additional indication upon **completion** of **documentation**.

いつ治療を中止するか，あるいは薬剤を変更するかを決めるのは難しいことです
- It is difficult to decide when to **stop therapy** or change drugs.

治療中止後2日の最大胃酸分泌量は1時間当たり49.1mmolでした
- The maximum acid output was 49.1 mmol/h 2 days after **stopping treatment**.

薬物治療を中止したら，総リゾチーム値が急速に増加しました
- When **medication** was **stopped**, a rapid increase in total available lysozyme occurred.

その患者の症状は治療を中止するほど重篤ではありませんでした
- The patient's symptoms were not so severe as to **suspend treatment**.（一時中止）

治療中止後も著しい改善は見られませんでした
- No significant improvement occurred after **suspension of treatment**.

19 「治療，治療する，手当てする」という表現

Point 医薬品の開発段階での報告書などのなかでよく使われる「疾患や病人を治療する，治す，手当てする」という意味に使われる英語表現について解説する。これらの表現に該当する動詞として，treat, manage, cure などがあげられる。また名詞としては treatment, therapy, management, cure などがあげられる。

1. Treat / Treatment 動詞／名詞

「treat」は，「＜病人・病気＞を治療する，治す，手当てする」という意味の動詞，また「treatment」は「治療，手当て」あるいは「治療法」という意味の名詞である。この場合，治療を受けるものとして「主語」あるいは「目的語」になるものは，「疾患，患者，症状」などがあげられる。

残念ながら，その疾患は既存の薬剤では有効に治療できません
- Unfortunately, the **disease** cannot be **treated** effectively with existing drugs.

通常，インフルエンザなどのウイルス性上気道感染症の場合，抗生物質による治療は行われません
- Usually, viral upper respiratory **infections**, such as influenza, are not **treated** with antibiotics.

その感染症は，適切に治療が行われれば，数日で治癒します
- The **infection** will be cured in a few days, if properly **treated**.

乳がんはホルモン療法により治療されることがあります
- **Breast cancer** can be **treated** with hormonal therapies.

X剤で治療を受けた14例に下記有害事象が認められました
- The following adverse events occurred in the 14 **patients treated** with X（drug）.

彼は日本で最近承認になった新薬で治療を受けました
- He was **treated** with the new drug recently approved in Japan.

本剤で治療を受けた患者は血栓症を起こしやすい
- **Patients treated** with this drug are likely to develop thrombosis.

その結核患者は抗生物質の併用療法を受けました
- The **patient** with tuberculosis was **treated** with a combination of antibiotics.

うつ病の症状を治療するため，最近承認されたSSRIが使用されました
- The SSRI recently approved was used to **treat symptoms** of depression.

今日でもPTSDの症状を治療するのは難しいのです
- Even today, it is difficult to **treat** the **symptoms** of PTSD.

本剤は乳がんの治療薬として承認されました
- Approval was granted for the use of this drug in the **treatment** of **breast cancer**.

通常，手術はがんに対する第一選択の治療法です
- Usually, surgery is the first-line **treatment** for **cancer**.

本剤はAIDSの治療のために開発されました
- This drug was developed for the **treatment** of **AIDS**.

持続性バルビツレートの1日1回投与は，てんかん患者の治療に有効です
- The once-daily **treatment** with a long-acting barbiturate is effective for the treatment of epilepsy **patients**.

その新薬は精神病の治療に使用されるものです
- The new drug should be used in the **treatment** of psychotic **symptoms**.

★名詞の「treatment」を使う場合の動詞，前置詞に注意すること

以下に治療という意味の名詞 "treatment" を使った例文を示す。その場合の主語にも注意。

彼女は病院でうつ病の適切な治療を受けることができました
- She could **get** appropriate **treatment** for her depression at the hospital.

国内で行われた治験では，30人の患者が対照薬による治療を受けました
- 30 patients **received treatment** with the comparator in the clinical study conducted in Japan.

彼は入院して肺がんの特別治療を受けています
- He is now in hospital **having** special **treatment** for lung cancer.

日本では精神病の治療を受けている患者の数は少ないです
- The number of patients who are **undergoing** psychiatric **treatment** is limited in Japan.

現場に到着次第，医師は重傷の人たちに救急処置を施しました
- Upon arriving at the scene, the doctor **administered** emergency medical **treatment** to the seriously injured persons.

その患者には物理療法とともに精神療法による治療を行うべきです
- Not only physical **treatment** but also psychiatric **treatment** should be **given** to the patient.

彼は別の治療法を受ける必要があるということを認識しました
- He realized the necessity of **obtaining** an alternative **treatment**.

医師はアレルギー治療を処方しました
- The doctor **prescribed** allergy **treatment**.

彼は併用療法による治療を受けています
- He is **under** the **treatment** with combination of drugs.

彼は松本先生の治療のおかげで全快しました
- He completely recovered **under** the **treatment** of Dr. Matsumoto.

彼女は治療中です
- She is **in treatment**.

多くの患者が治療を受けずに何年も生き続けます
- Many patients survive for years **without treatment**.

2. Therapy　名詞

「therapy」は，「treatment」とともに「治療」あるいは「治療法」という意味の名詞としてよく使われる。あえて「treatment」との違いをあげるなら，「therapy」の前に具体的な治療を表す言葉がきて，特定の治療を指すことが多い。例えば，以下のようなものがあげられる。

Antibiotic therapy（抗生物質治療），behavior therapy（行動療法），cancer therapy（がん治療），AIDS therapy（エイズ治療），shock therapy（ショック療法），electric shock therapy（電気ショック療法），gene therapy（遺伝子療法），group therapy（集団療法），hormone therapy（ホルモン療法），vitamin therapy（ビタミン療法），radiation therapy（放射線療法），X-ray therapy（エックス線療法）

以下に「therapy」を使った例文を示す。使われる動詞や前置詞は「treatment」の場合とほぼ同じである。

パーキンソン病に適切な治療はどこで受けられますか
- Where can I **get** appropriate **therapy** for Parkinson disease?

今日では国内で多くの女性がホルモン補充療法を受けています
- Today many women are **receiving** hormone replacement **therapy** in Japan.

彼は胸部への放射線治療を受ける必要があります
- He needs to **have** radiation **therapy** to the chest.

日本では精神病の治療を受けている患者の数は少ないです
- The number of patients who are **undergoing** psychiatric **therapy** is limited in Japan.

医師は何人かの統合失調症の患者に電気ショック療法を施しました
- The doctor **administered** electric shock **therapy** to some of the patients with schizophrenia.

閉経後乳がんの患者たちはその病院でホルモン療法を受けました
- Those patients with postmenopausal breast cancer were **given** hormonal **therapies** at the hospital.

進行メラノーマのその患者に補助療法を行うことが決まりました
- Decision was made to **use** adjuvant **therapy** in the patient with advanced melanoma.

医師はその患者にアレルギー治療を処方しました
- The doctor **prescribed** allergy **therapy** to the patient.

彼はA剤とB剤の併用療法による治療を受けています
- He is **in** combination **therapy** with A (drug) and B (drug).

その患者は高用量の治療を受けています
- The patient is **on** a high dose **therapy**.

そのような場合には患者を治療せずに十分経過観察すること
- In those cases, the patients should be closely followed **without therapy**.

3. Manage / Management　他動詞／自動詞　名詞

「manage」は本来，自動詞なら「なんとかやっていく」，他動詞なら「管理する，運営する，なんとかやり遂げる」という意味であるが，疾患を目的語にして「治療する，処置する」という意味で使われることがあり，また名詞の「management」は「治療」という意味に使われることがある。以下に例文を示す。

高脂血症は脂質低下剤で治療されます
- **Hyperlipidemia** is **managed** with lipid-lowering drugs.

免疫抑制剤には，自己免疫疾患あるいは炎症性疾患の治療に使われるものもあります
- Some immunosuppressant drugs are also used to **manage autoimmune** or **inflammatory diseases**.

黄体ホルモン薬は子宮内膜がんの治療に有用です
- Progestational agents are useful in the **management** of **endometrial carcinoma**.

その薬剤は，特に若者のうつ病の治療に適しています
- The drug is particularly indicated in the **management** of **depression** in young persons.

X剤は偏頭痛の治療薬として承認されました
- X (drug) was approved for the **management** of **migraine**.

1日5mgの投与量では，A剤は高血圧の治療には有効ではありません
- A (drug) in a dose of 5mg daily is ineffective in the **management** of **hypertension**.

4. Cure 　他動詞／自動詞　名詞

　「cure」は本来，自動詞なら「＜病気＞が治る」，他動詞なら「＜病気＞を治す」という意味であるが，疾患や患者を目的語にして「治療する」という意味で使われることがある。また，名詞の「cure」は「回復，治癒」のほかに「治療，治療法」という意味に使われることがある。この場合，使われる動詞に注意すること。以下に例文を示す。

この病気は外科的に治療できます
- This **disease** can be **cured** surgically.

この薬を飲めばあなたの下痢は治ります
- This drug will **cure** your **diarrhea**.

医者は肺炎の患者を治療しました
- The doctor **cured** the **patient** who was suffering from pneumonia.

彼の喘息は治りました
- **He** was **cured** of asthma.

がんは初期段階で治療を施すことが重要です
- It is necessary to **apply** the **cure** during the early stage of the cancer.

私の母は乳がんの治療を受けています
- My mother is **undergoing** the **cure** for breast cancer.

A剤とB剤の併用により病気が治りました
- The combination use of A（drug）and B（drug）**provided** a **cure** for the disease.

参考

「治療中（医者にかかっている）」という意味で"under the doctor"という表現もある。

彼女の子どもは，いま喘息の治療中です
- Her child is **under the doctor** for asthma at the moment.

治療という言葉の入った用語：
治療（的）試験：therapeutic trial
治療意図による解析（包括解析）：analysis by intention to treat, intention-to-treat analysis, ITT analysis
治療群：treatment group, arm
治療群間差：treatment difference
治療計画（投与計画）：treatment regimen, drug regimen, dosing regimen
治療係数：treatment index
治療効果：treatment effect, therapeutic effect, therapeutic activity
治療成功期間：time to treatment failure（TTF）
治療成績：treatment results
治療対象：treatment target
治療により発現した徴候および症状（有害事象）：treatment-emergent signs and symptoms

治療による偏り：treatment-related bias
治療反応：treatment response
治療法（治療方法），治療計画：treatment, treatment method, treatment regimen, drug regimen, treatment option, procedures and course of treatment
治療方針：therapeutic measures, therapeutic strategy, treatment policy
治療前：baseline
治療前値：baseline, baseline value
治療目標：treatment target, target of treatment
治療量：therapeutic dose
治療領域：therapeutic area
治療歴のある患者：patients with a history of treatment
治療割付：treatment assignment
治療効果のない：therapy-resistant（therapy-resistant fibromyalgia 治療効果のない繊維筋痛症）
治療困難な：difficult-to-treat（difficult-to-treat disease 治療困難な疾患）

その研究者たちは胃がんの治療法を開発しました
- Those researchers **developed** a **cure** for gastric cancer.

その製薬会社はAIDSの治療法を発見しました
- The pharmaceutical company **discovered** a **cure** for AIDS.

治療法のない病気がまだたくさんあります
- For many diseases **there is** still no **cure**.

20 「適応，適応症，効能・効果，禁忌」という表現

Point 医薬品の開発段階での資料や添付文書等の中でよく使われる「適応」「適応症」「適応疾患」「効能・効果」という意味に使われる英語表現について解説する。これらの表現に該当する動詞としては"indicate"，また名詞としては"indication"があげられる。また，"indication"の反対語としての"contraindication（禁忌）"についても解説する。

1. Indicate（他動詞） / Indication（名詞）

「indicate」は通常は「指し示す，表す，示す」という意味で使われるが，医薬品や疾患・患者を含む文章の中では「適応する，適する，効く」という意味の動詞として使われる。この場合の疾患や患者に使われる前置詞に注意すること。以下の例文では，「＜医薬品＞（be）indicated for ＜疾患, 患者＞」あるいは「＜医薬品＞（be）indicated in ＜患者＞」の形を取っている。また，名詞の"indication"が医薬品や疾患と一緒に使われる場合は，「適応症，適応疾患，効能・効果」という意味になる。この場合の動詞，前置詞に注意すること。

フルオロウラシルは乳がんや胃がんなどに適応します
- Fluorouracil is **indicated for** breast cancer, gastric cancer, etc.

その薬の適応となる疾患は何ですか
- What diseases the drug will be **indicated for**?

本剤は循環器疾患の治療に適応します
- This drug is **indicated for** the treatment of cardiovascular diseases.

本剤はこのような患者に適応しません
- This drug is not **indicated for** these patients.

適応患者を選択する際は慎重に行うことが必要です
- Careful consideration is required in deciding the patients **for** whom the drug is **indicated**.

本剤は適切と判断される患者についてのみ投与すること
- This product must be administered only to the patients **in** whom it is **indicated**.

この薬の適応症は何ですか
- What **are** the **indications for** this drug?

A剤は高血圧を適応症として承認されました
- A (drug) was approved **for** the **indication of** hypertension.

A剤はショックを適応症として承認されました
- A (drug) was approved **for** the shock **indication**.

A剤は高血圧を適応症として上市されました
- A (drug) was marketed **with** the **indication of** hypertension.

その薬の適応症は何ですか
- What **indication** the drug will **have**?

同じ適応症を持つ他剤で悪心や下痢などの副作用が認められている
- Adverse reactions such as nausea and diarrhea were observed **with** other drugs with the same **indications**.

> **参考**
> ① 「効能・効果」を英訳する場合は「適応症」と同じで"indication(s)"である。また，添付文書の中の「効能・効果」の項目の英訳は"**INDICATIONS**"となる。
> ② 「適応」が入っている用語：
> ・indicated disease(s)：適応疾患
> ・indicated pathogen：適応菌種
> ・prophylactic indication：予防的適応
> ・therapeutic indication：治療的適応
> ・diagnostic indication：診断的適応
> ・off-label use：適応外使用／効能外使用
> ・product line extension：適応拡大／効能拡大

2. Contraindicate / Contraindication （他動詞／名詞）

「contraindicate」は「＜疾患＞などが薬剤・治療法などに禁忌である」，すなわち「＜疾患＞などに対して薬剤・治療法などの使用を禁止する」という意味の動詞として使われる。多くの場合，「＜医薬品・治療法＞(be) contraindicated in ＜疾患・患者＞」の形を取る。また，名詞の「contraindication」も医薬品や疾患と一緒に使われる場合は「禁忌」という意味になる。この場合，「＜疾患＞などが〜に対して禁忌である」という表現は，「＜疾患＞(be) contraindication(s) to ＜治療法・医薬品＞〜」の形を取る。添付文書の中の「禁忌」の項目の英訳は「**CONTRAINDICATIONS**」となる。以下に例文を示す。

本剤は次の患者には投与しないこと＜禁忌とする＞
- This drug is **contraindicated in** the following patients.

本剤は腎機能障害のある患者には禁忌です
- This drug is **contraindicated in** patients with renal impairment.

A剤は肝不全には禁忌となっています
- A (drug) is **contraindicated in** hepatic insufficiency.

B剤との併用は禁忌とします
- Coadministration with B (drug) is **contraindicated**.

軽度の心不全の場合，抗うつ剤の使用は必ずしも禁忌ではありません
- Mild heart failure is not necessarily **contraindication to** the use of an antidepressant.

出血傾向や感染症は肝生検に対して禁忌です
- Bleeding tendencies and infections are **contraindications to** liver biopsy.

A剤とB剤の併用に対する絶対的禁忌はありません
- There are no absolute **contraindications to** the concurrent use of A (drug) and B (drug).

21 添付文書の項目

以下に添付文書（Package Insert）の項目の英訳をリストアップする。

《添付文書の記載項目と順序》
・作成または改訂年月
①新規の場合 **Prepared: MM/YY**
［例 Prepared: July 2012］
②改訂の場合 **Revised: MM/YY**
［例 Revised: September 2012（1st version, revision according to JP XV）］
・薬効分類名：**Therapeutic Category**
・名称（販売名等）：**Brand Name**
・一般的名称：**Nonproprietary name**
・規制区分：**Regulatory Classification**
毒薬（Poisonous drug），劇薬（Powerful drug），麻薬（Narcotic），覚醒剤（Stimulant），覚醒剤原料（Raw material for stimulant），習慣性医薬品（Habit-forming drug），指定医薬品（Designated drug），要指示医薬品（Prescription-only drug），向精神薬（Psychotropic）
・日本標準商品分類番号等
　－日本標準商品分類番号：Standard Commodity Classification No. of Japan
　－貯法：Storage（例：本剤は遮光して保存すること The product should be stored in a light-proof container.）
　－有効期間・使用期限：Expiration date（例：外箱に表示の有効期間内に使用すること Do not use after the expiration date indicated on the package.）
　－承認番号：Approval No.
　－薬価収載年月：Date of listing in the NHI reimbursement price.
　　（未収載の場合：Not listed in the NHI reimbursement price.）
　－販売開始年月：Date of initial marketing in Japan
　－再審査結果公表年月（最新の期日）：Date of latest reexamination
　－効能・効果の追加承認年月（最新の期日）：Date of latest approval of indication(s)
　－国際誕生年月：International birth date
・警告：**WARNINGS**
・禁忌（次の患者には投与しないこと）：**CONTRAINDICATIONS（XX is contraindicated in the following patients）**
　－原則禁忌（次の患者には投与しないことを原則とするが，特に必要とする場合には慎重に投与すること）：Relative Contraindications（As a general rule, XX is contraindicated in the following patients. If the use of XX is considered essential, it should be administered with care.）
・組成・性状：**DESCRIPTION**
　－組成：Composition
　－製剤の性状：Product description
・効能・効果：**INDICATIONS**
　－効能・効果に関連する使用上の注意：Precautions（またはPrecautions related to Indications）
・用法・用量：**DOSAGE AND ADMINISTRATION**
　－用法・用量に関連する使用上の注意：Precautions（またはPrecautions related to Dosage and Administration）
　－承認を受けた用法・用量以外の事項：Matters Other Than Approved DOSAGE AND ADMINISTRATION
・使用上の注意：**PRECAUTIONS**
　－慎重投与（次の患者には慎重に投与すること）：Careful Administration（XX should be administered with care in the following patients）
　－重要な基本的注意：Important Precautions

- 相互作用：Drug Interactions
- 併用禁忌：Contraindications for Coadministration

  併用しないこと：XX should not be coadministered with the following drugs.
- 併用注意：Precautions for Coadministration

  併用に注意すること：XX should be administered with care when coadministered with the following drugs.
- 副作用：Adverse Reactions
- 重大な副作用：Clinically Significant Adverse Reactions
- その他の副作用：Other Adverse Reactions
- 高齢者への投与：Use in the Elderly

  例：一般に高齢者では生理機能が低下しているので減量するなど注意する：Since elderly patients often have reduced physiological function, careful supervision and measures such as reducing the dose are recommended.
- 妊婦，産婦，授乳婦等への投与：Use During Pregnancy, Delivery, or Lactation

  例：妊婦または妊娠している可能性のある婦人には投与しないこと：This drug should not be used in pregnant women or in women who may possibly be pregnant.
- 小児への投与：Pediatric Use

  例：小児等に対する安全性は確立していない（使用経験がない）：The safety of this drug in children has not been established (no clinical experience).
- 臨床検査結果に及ぼす影響：Effects on Laboratory Tests
- 過量投与：Overdosage
- 適用上の注意：Precautions Concerning Use
- その他の注意：Other Precautions

・薬物動態：PHARMACOKINETICS
・臨床成績：CLINICAL STUDIES
・薬効薬理：PHARMACOLOGY
・有効成分に関する理化学的知見：PHYSICOCHEMISTRY
  - 一般的名称（Nonproprietary name），日本医薬品一般名称（Japanese Accepted Name [JAN]），医薬品国際一般名称（International Nonproprietary Name），化学名（Chemical name），略名（Abbreviation），分子式（Molecular formula），分子量（Molecular weight），化学構造式（Structural formula），核物理学的特性（Nuclear physical characteristics），性状（Description），融点（Melting point），分配係数（Partition coefficient）
・取扱い上の注意：PRECAUTIONS FOR HANDLING
・承認条件：CONDITIONS FOR APPROVAL
・包装：PACKAGING
・主要文献：REFERENCES
  - 文献請求先：REQUEST FOR LITERATURE SHOULD BE MADE TO：
・長期投与医薬品に関する情報：INFORMATION ON LONG-TERM ADMINISTRATION
・製造業者または輸入販売業者の氏名，または名称および住所，ならびに提携・販売等の記載
  - 製造元：Manufactured by (company)
  - 製造・販売元（あるいは発売元）：Manufactured and Distributed by (company)
  - 輸入元：Imported by (company)
  - 提携：Licensed by (company)

22 「割り付け，無作為化」という表現

Point 「割り付け」「無作為化」の表現に該当する用語（動詞および名詞）として，allocate, allocation, assign, assignment, randomize, randomization などがあげられる。

1. Allocate / Allocation　他動詞／名詞

「allocate」は本来「人に＜仕事・任務などを＞割り当てる」，「人を＜仕事・任務などに＞割り当てる」という意味の動詞である。臨床試験に関する文章の中では，主に患者／被験者（patients/subjects）を一定の用量群（group, arm）に「割り付ける」という意味になる。「allocation」は「割り付け」という意味の名詞である。

そのプラセボ対照二重盲検比較試験では，患者は200mg/日群か400mg/日群，あるいはプラセボ群に割り付けられました
- In the double-blind placebo-controlled comparison study, patients were **allocated** to the 200mg/day or 400mg/day dose group or placebo group.

各患者は3つの治療群のいずれかの1群に割り付けられました
- Each patient was **allocated** to one of the three treatment groups.

患者は1日1回投与のA剤またはB剤に割り付けられます
- Patients are **allocated** to receive A (drug) or B (drug) once daily.

2. Assign / Assignment　他動詞／名詞

「assign」は上記の「allocate」と同様，本来「人を＜仕事・任務・職場などに＞選任する，割り当てる」という意味の動詞である。やはり臨床試験に関する文章の中では，主に患者／被験者を一定の用量群に「割り付ける」という意味になる。

「assignment」は「割り付け」という意味の名詞である。

各患者は3つの治療群のいずれかの1群に割り付けられました
- Each patient was **assigned** to one of the three treatment groups.

患者は1日1回投与のA剤またはB剤に割り付けられます
- Patients are **assigned** to receive A (drug) or B (drug) once daily.

被験者は，コントローラーにより10mg/kg群と20mg/kg群に割り付けられます。割り付け表は治験が終了するまでコントローラーが保管します
- The patients should be **assigned** to the 10mg/kg dose group or 20mg/kg dose group by the controller. The original key code should be kept by the controller until the completion of the study.

患者は順序どおりに治験薬のビンに割り付けられます。すなわち，最初に試験に組み込まれた患者は番号01のビンに割り付けられ，2番目に試験に組み込まれた患者は番号02のビンに割り付けられます；番号および患者がそれぞれ治験薬のビンに割り付けられます
- Patients will be **assigned** to the study medication bottles in sequence; i.e., the first patient admitted into the study will be assigned to the bottle marked 01, and the second patient to the bottle marked 02. (Numbers are **assigned** to bottles, and patients to the bottles.)

3. Randomize (他動詞) / Randomization (名詞) / Randomly (副詞)

「randomize」は特に無作為化臨床試験（randomized clinical study），例えば「Phase I, randomized, double-blind, placebo-controlled study 第Ⅰ相無作為化プラセボ対照二重盲検試験」において「被験者を無作為化する，ランダム化する」という意味の他動詞である。したがって，この動詞の「主語」や「目的語」は被験者である。また「randomization」は「被験者の無作為化，ランダム化」という意味の名詞である。「randomly」は前記の「allocate」あるいは「assign」と組み合わせて「randomly allocate」あるいは「randomly assign」となって「無作為に割り付ける」という意味になる。

患者は無作為に3群に割り付けられます
- Patients are **randomized** into 3 groups.

被験者は無作為に200mg/日，400mg/日，あるいは800mg/日投与群のいずれかに割り付けられます
- Subjects are **randomized** to the 200mg/day, 400mg/day, or 800mg/day dose groups.

この試験計画では，患者はA群ないしはB群に無作為化されました
- Patients were **randomized** to A group or B group in this study design.

患者は無作為に3群に割り付けられます
- Patients are **allocated/assigned randomly** into 3 groups.

患者は無作為に200mg/day群，400mg/day群，あるいは800mg/day群に割り付けられます
- Subjects are **randomly allocated/assigned** to the 200mg/day, 400mg/day, or 800mg/day dose groups.

各患者は無作為に3つの治療群のいずれかに割り付けられました
- Each patient was **randomly assigned/allocated** to one of these three treatment groups.

患者は無作為にA剤群ないしB剤群に割り付けられました
- Patients were **randomly assigned/allocated** to receive A (drug) or B (drug) once daily.

23 「プロトコル」に使われる表現

以下に治験実施計画書（Protocol）に使われる用語を示す。

目次
Table of Contents

背景および被験者の保護
BACKGROUND AND SUBJECT PROTECTION

1．治験実施計画書の経緯ならびに背景情報
   Background of the study
   1）非臨床試験成績
      Non-clinical studies
   2）外国における開発状況
      Development status in foreign countries
   3）本邦における開発状況および治験実施の根拠
      Development status in Japan and the rationale for the study

2．被験者の保護
   Protection of subject
   1）ヘルシンキ宣言，薬事法，GCPおよび治験実施計画書の遵守

Compliance with the Declaration of Helsinki, the Pharmaceutical Affairs Law, the GCP and the study protocol

2）治験審査委員会の審査および承認
IRB review and approval

3）被験者の同意
Informed consent

4）健康被害発生時の補償
Compensation in the event of study-related injury

5）被験者のプライバシーの保護
Protection of subject's privacy

治験実施方法
STUDY PROCEDURES

1．治験目的
Objectives of the study
1）主要目的
Primary Objective
2）副次目的
Secondary Objective

2．被験者の選択・除外基準
Subject inclusion and exclusion criteria
1）選択基準
Inclusion criteria
2）除外基準
Exclusion criteria

3．治験デザイン
Study design

4．治験スケジュール
Schedule

5．投与量・投与方法
Dosage and Administration
1）投与量
Dosage
2）投与方法および投与期間
Administration and administration period

6．薬物動態および薬力学
Pharmacokinetics and Pharmacodynamics
1）薬物動態
Pharmacokinetics
2）薬力学
Pharmacodynamics

7．観察・検査項目およびその実施時期
Observations and examinations and the time points
1）被験者背景
Subject's characteristics
2）自覚症状・他覚症状（治験責任（分担）医師の診察）
Subjective and objective symptoms [diagnosis by the principal investigator（subinvestigator）]
3）身長，体重
Body height and weight
4）体温，血圧，脈拍
Vital signs（body temperature, blood pressure and pulse rate）
5）心電図
ECG
6）臨床検査
Clinical laboratory tests
7）事後健康診断
Follow-up examination
8）採血量
Total blood sampling volume

8．被験者の管理
Management of subjects
1）入院・退院
Inpatient/outpatient status
2）食事，飲水
Food/beverage
3）他剤の服用
Concomitant use of other drugs
4）その他
Others
5）緊急時の入院先等の対応
Site of emergency hospitalization, etc.

9. 有害事象
   Adverse events
   1) 有害事象
      Adverse events
   2) 重篤な有害事象
      Serious adverse events
   3) 臨床検査項目と検査値異常
      Clinical laboratory test parameters and abnormalities
   4) 身体的検査の異常所見
      Abnormal findings of physical examinations
   5) 被験者の中止
      Subject withdrawal
10. データの取り扱い
    Data handling
11. 薬物動態，薬力学および安全性の評価
    Evaluation of pharmacokinetics, pharmacodynamics, and safety
    1) 薬物動態・薬力学の評価
       Evaluation of pharmacokinetics and pharmacodynamics
    2) 安全性の評価
       Evaluation of safety
12. データ解析および統計手法
    Data analysis and procedures for statistical analysis
    1) 被験者数
       Sample size
    2) 被験者の割り付け方法
       Method of subject allocation
    3) 解析方法
       Analysis method
    4) 安全性データおよびその他の観察項目
       Safety data and other observations
13. 被験者の安全性を確保するための事項
    Actions to secure patient's safety
    1) 主な有害事象および重篤な有害事象について
       Information on most frequently observed adverse events and serious adverse events
14. 治験実施期間
    Study duration

治験運営管理
OPERATIONAL MANAGEMENT OF THE STUDY
1. 治験実施体制
   Administrative structure of the study
   1) 治験実施医療機関
      Medical institutions
   2) 治験責任医師
      Principal investigator
   3) 治験分担医師
      Subinvestigators
   4) 統計解析責任者・データマネジメント責任者
      Persons in charge of statistical analysis and data management
   5) 臨床検査測定施設および責任者
      Institution for laboratory tests and the person in charge
   6) 治験薬管理責任者および治験薬管理者
      Person in charge of investigational drug control and investigational drug storage manager
   7) 薬物濃度測定施設および責任者
      Institution for drug concentration measurement and person in charge
   8) 業務時間外の有害事象発現時の連絡先
      Emergency contact in the event of severe adverse events
   9) 治験薬割り付け責任者
      Supply Chain Coordinator (responsible for allocation of the study drugs)
   10) 治験依頼者
       Study sponsor
   11) 医学専門家
       Medical adviser

12) モニター
   Monitor
13) GCP監査担当責任者
   Person responsible for GCP auditing
2. 治験薬
   Study drugs
   1) 治験薬の剤形
      Study drug dosage forms
   2) 治験薬の包装
      Packaging of the study drugs
   3) 管理・保管方法
      Study drug storage and accountability
   4) 治験薬の識別不能性，割り付けおよびキー・コード（緊急用薬剤コードを含む）の保管
      Study drug indistinguishability, allocation and management of drug code (including emergency drug code)
   5) 開錠
      Code breaking
   6) 緊急用薬剤コードの開封
      Breaking of emergency drug code
3. 治験実施計画書の変更
   Study protocol amendment
4. 治験の中止・中断および終了
   Discontinuation and completion of study
   1) 治験責任医師による当該治験実施医療機関における治験中止あるいは中断
      Termination or suspension of the study at a medical institution by the principal investigator
   2) 治験依頼者による当該治験実施医療機関における治験の中止
      Termination of the study at a medical institution by the study sponsor
   3) 治験全体の中止あるいは中断
      Termination or suspension of the entire study
   4) 治験の終了
      Completion of study
5. 治験実施計画書からの逸脱
   Deviation from the study protocol
6. 症例報告書の記入
   Instruction for recording of data in case report form
7. 治験の品質管理および品質保証
   Study quality control and quality assurance
   1) 治験のモニタリング
      Study monitoring
   2) データマネジメント
      Data management
   3) 監査
      Auditing
   4) 規制当局による調査
      Inspections by regulatory authorities
8. 記録の保存
   Record keeping
9. 公表に関する取り決め
   Agreement on publication of study results
10. 金銭の支払い
    Remuneration

24 「～に伴う／を伴う，～を併発する／合併する」および「合併症」という表現

Point 基礎疾患に伴って別の疾患・症状が起きた場合の表現，すなわち「～に伴う／を伴う，～を併発する／合併する」および「合併症」の英語表現について解説する。通常それらの表現に該当する用語（形容詞，過去分詞・動名詞の形容詞的用法，前置詞および名詞）として，"associated"，"association"，"accompanied"，"accompanying"，"followed"，"following"，"complicated" と "complication" 等があげられる。

1. Associate [他動詞] / Association [名詞]

「associate」を他動詞として使う場合「～と結び付ける，関連付ける，関連させる」という意味になり，過去分詞「associated」と前置詞「with」とともに「associated with～」の形をとる。ある基礎疾患があり，それに伴って別の疾患・症状を引き起こしている場合の英語表現では，以下のように使う。多くの場合，「with」の後に述べられた疾患・症状が基礎疾患となって，「associated」の前に述べられた疾患・症状が引き起こされたという意味で使う（注：参考）。また「in association with～」も同様に「with」の後に述べられた疾患・症状で別疾患・症状が引き起こされる，あるいは合併して発症するという意味になる。

その患者はシクロスポリンの腎毒性に伴う高カリウム血症を起こしました
- The patient developed hyperkalemia **associated with** cyclosporine nephrotoxicity.

その患者に脳腫瘍に伴う激しい頭痛が起きました
- Severe headache **associated with** cerebral tumor occurred in the patient.

患者はウイルス感染に伴うけいれんを起こしました
- The patient had a convulsion **associated with** the viral infection.

10mg投与群に運動障害に関連した症状が現れました
- Symptoms **associated with** movement disorders appeared in the 10mg dose group.

嘔吐は頭痛と関係していました
- Vomiting was **associated with** headache.

脳腫瘍に伴い激しい頭痛が認められました
- Severe headache was observed **in association with** cerebral tumor.

ウイルス感染に伴いけいれんが生じました
- Convulsion occurred **in association with** the viral infection.

> **参考**
> 「associated with～」の場合は「associated」は形容詞で，単に「～を伴う／併発する，～と関連する」という意味になり，「with」の後に述べられた疾患・症状が原因とはならないので注意すること。
> 甲状腺機能低下症は，脱力感，けいれんおよび硬直を伴います（併発します）
> - Hypothyroidism **is associated with** muscle weakness, cramps, and stiffness.

2. Accompany [他動詞] / Accompanying [動名詞]

「accompany」は「～について行く，同行する，～に伴って起こる，付随して起こる」という意味の他動詞である。ある基礎疾患があり，それに伴って別の疾患・症状を引き起こしている場合の英語

表現として「accompanied by ～」という表現と，「accompanying ～」という2通りの表現があるが，「accompanied by ～」の場合は過去分詞の形容詞的用法で「accompanied」の前に述べられた疾患・症状が原因で「by」の後に述べられた疾患・症状を引き起こしたことになり「～を伴う」という意味になる。一方，「accompanying ～」は動名詞の形容詞的用法で「accompanying」の後に述べられた疾患が原因で「accompanying」の前に述べられた疾患・症状を発症したという意味になる。

彼は頭痛を伴うめまいを起こしました
- He developed dizziness **accompanied by** headache.

患者には発熱を伴うせん妄が現れました
- Delirium **accompanied by** fever appeared in the patient.

彼女は熱を伴う頭痛に悩まされていました
- She was suffering headache **accompanied by** fever.

対照薬に高脂血症を伴う高血圧症が認められました
- Hypertension **accompanied by** hyperlipidemia was observed with the comparator.

この薬はがんに伴う慢性の疼痛を緩和することを目的としています
- This drug is intended to relieve chronic pain **accompanying** cancer.

その疾患に伴う痛みを抑えるのは難しいです
- It is difficult to control pain **accompanying** the disease.

彼はインフルエンザに伴う肺炎にかかっていました
- He was suffering pneumonia **accompanying** influenza.

3. Follow / Following 【他動詞／前置詞】

「follow」を他動詞で使う場合は「～に続く，追う，ついて行く，付随する」という意味になる。ある基礎疾患があり，それに伴って別の疾患・症状を引き起こしている場合の英語表現として「followed by ～」という表現と，「following ～」という2通りの表現があるが，「followed by ～」の場合は「followed」の前に述べられた疾患・症状が原因で「by」の後ろに述べられた疾患・症状を引き起こしたということで「引き続き～が発症する，～を伴う」という意味になる。一方，「following ～」は「following」の後に述べられた疾患が原因で「following」の前に述べられた疾患・症状を引き起こしたという意味になる。どちらも時間的経過があり「～の後に～が発症した」という意味である。

頭痛に続いて（頭痛に伴って）激しい嘔吐がありました
- Headache was **followed by** severe vomiting.

インフルエンザはそれに伴って肺炎を発症しやすい
- Influenza is likely to be **followed by** pneumonia.

大量出血に続いて肺炎が起きました（肺炎を併発しました）
- Excessive bleeding was **followed by** pneumonia.

頭痛に続いて（頭痛の後）激しい嘔吐がありました
- Severe vomiting occurred **following** headache.

インフルエンザに伴って肺炎が発症しやすい
- Pneumonia is likely to occur **following** influenza.

大量出血に続いて（大量出血の後）肺炎が発症（併発）しました
- Pneumonia developed **following** excessive bleeding.

4. Complicate / Complication 〔他動詞／名詞〕

「complicate」は「～を複雑にする，困難にする，込み入らせる」という意味の他動詞である。ある基礎疾患があり，それに伴って別の疾患・症状を引き起こしている場合の英語表現として「complicated by ～」という形をとり，「～を合併している，併発している」という意味になる。この場合「complicated」の前で述べられた疾患が原因で「by」の後で述べられた疾患・症状を引き起こした・併発／合併したという意味になる。「complication」は「合併症」という意味の名詞である。

患者は急性気管支炎および肺炎を合併した慢性閉鎖性肺疾患のため入院しました
- The patient was hospitalized because of chronic obstructive lung disease **complicated by** acute bronchitis and pneumonia.

インフルエンザは肺炎を合併しやすい
- Influenza is likely to be **complicated by** pneumonia.

大量出血に続いて肺炎が起きました（肺炎を併発しました）
- Excessive bleeding was **complicated by** pneumonia.

乏血性ショックは種々の感染症の合併症です
- Hypovolemic shock is a **complication** of various infectious diseases.

彼女には軽い合併症がみられました
- She had a minor **complication**.

その患者は合併症を併発することなくゆっくり回復しました
- The patient recovered slowly without a **complication**.

患者は合併症を患っています
- The patient is suffering **complications**.

彼女には妊娠合併症が起きる危険性があります
- She has a risk of **complications** of pregnancy.

合併症は病気のどの段階でも起きる可能性があります
- **Complications** may appear in any stage of the disease.

参考

他に「～を合併している」という表現には以下のようなものもある。

高脂血症と高血圧を合併している患者
- Patients **with both** hyperlipidemia and hypertension
- Patients **with comorbid** hyperlipidemia and hypertension
- Patients **with concurrent** hyperlipidemia and hypertension
- Patients **with concomitant** hyperlipidemia and hypertension

25 「血中濃度」関連の用語

Point 臨床試験の報告書によく記述される「血中濃度」に該当する英単語として"blood level", "blood concentration"等があげられる。その他「濃度」に関連する用語を解説する。

- 血中濃度：blood level, blood concentration, level in the blood, concentration in the blood
- 血清（中）濃度：serum level, serum concentration [serum concentrations of A drug：A剤の血清中濃度]
- 血漿（中）濃度：plasma level, plasma concentration [plasma concentrations of A drug：A剤の血漿中濃度]

本剤の血中濃度が変動（上昇または低下）することがあります
- Blood concentrations of this product may be altered (increased or decreased).

これらの患者では本剤の血中濃度が高くなるとの報告があります
- It is reported that the blood concentration of the drug becomes high in these patients.

イヌにX剤を経口投与した時の血中濃度を測定しました
- Blood levels were determined in dogs after oral administration of X drug.

術後の血清カルシウム濃度は低かったが，正常範囲内にありました
- Postoperative serum calcium levels were low but within normal limits.

X剤を静注したところ，血中エストロゲン濃度が上昇しました
- Intravenous administration of X drug raised blood estrogen concentrations.

本剤はXXの血中濃度を低下させたことが報告されています
- This product has been reported to reduce blood concentrations of XX.

AAとの併用により，本剤の血中濃度が上昇したとの報告があります
- Elevated blood concentrations of this drug have been reported when co-administered with AA.

参考

血中カルシウム濃度：blood calcium level, calcium concentration in the blood
血清カルシウム濃度：serum calcium concentration, serum calcium level
血漿カルシウム濃度：plasma calcium concentration, plasma calcium level
有効血中濃度：effective blood concentrations
用量―血中濃度関係：dose-blood level relationship
閾値濃度，限界濃度：threshold (blood) concentration
最低血中濃度：C_{min} (minimum drug concentration)
最高血中濃度：C_{max} (maximum drug concentration)
最高血中濃度到達時間：T_{max} (maximum drug concentration time)
薬物血中濃度―時間曲線下面積：AUC (area under the blood concentration time curve)
至適血漿濃度範囲：optimal plasma concentration range
定量可能濃度：quantifiable concentrations
濃度―反応試験：blood concentration–response study

26 「安全性」の英語表現

Point 医薬品および医療機器の「安全性」に該当する英単語として"safety"があげられる。以下に例文を示す。

小児等に対する安全性は確立していない
- The **safety** of this drug in children has not been **established**.

患者の安全性は担保できます
- The **safety** of patients can be **assured**.

申請者は被験者の安全性は十分確保できると判断しました
- The applicant judged that the **safety** of subjects could be fully **secured**.

私たちは有害事象報告および臨床検査結果に基づいてX剤の安全性を評価しました
- We **evaluated** the **safety** of X (drug) based on the adverse event reports and clinical laboratory test data.

この試験は高血圧の患者でのX剤の有効性および安全性を検証することを目的としています
- The purpose of this study is to **verify** the efficacy and **safety** of X (drug) in patients with hypertension.

その臨床試験で投与量200mgの有効性と安全性を確認しない理由を説明してください
- Explain why the efficacy and **safety** of the 200mg dose are not **confirmed** in the clinical study.

安全性を高めるため適切な処置がとられました
- Appropriate measures have been taken to **enhance** the **safety**.

私たちはより安全な薬剤を開発するために努力しています
- We are making efforts to develop **safer** drugs.

50mgまでの投与量であれば小児にでも安全です
- The doses up to 50mg are **safe** for children.

軽い副作用の可能性があるものの，アスピリンは非常に安全な薬です
- Aspirin is a remarkably **safe** drug, even though it may develop mild adverse reactions.

27 「症例」あるいは「例」という表現

Point 臨床試験の報告書によく記述される「症例」あるいは「例」という用語について，以下に例文を示して解説する。

　臨床試験の報告書等には「症例」あるいは「例」という用語が多く使われる。この日本語の「症例」あるいは「例」という意味を表す英単語としては"case"および"patient"があげられる。多くの場合，両者は同じように使われる。

30例に悪心が認められました
- Nausea was observed in 30 **cases**.
- Nausea was observed in 30 **patients**.

　したがって「症例数」を表す場合，両用語とも数字を伴って「〜例」となる。「20例」の場合ならば"20 cases"であり，また"20 patients"となる。以下の例文の場合も"cases"でも"patients"でもどちらでも可能である。

結論を出すには症例数が少なすぎる
- The number of **cases** is too small to draw a conclusion.

- The number of patients is too small to draw a conclusion.

ブタインフルエンザの症例／患者がこの数日で15％増加しました
- The number of swine flu cases increased by 15% over the last few days.
- The number of swine flu patients increased by 15% over the last few days.

　しかし厳密には英語としてこの２つの用語は「別のもの」であることに注意が必要である。"case"は疾患の「症例」で，後に"of"を伴う。例えば"cases of hypertension（高血圧の症例）"となる。一方"patient"は患者（人）であり，後ろに"with"を伴う。例えば"patients with hypertension（高血圧の患者／症例）"となる。

本剤は高血圧の重症例への使用が推奨されます
- This drug is recommended for use in cases of severe hypertension.
- This drug is recommended for use in patients with severe hypertension.

　"case"と"patient"は本来違うものであるから，副作用の発現についての報告等では，「副作用発現例」と「副作用を発現した患者」とを区別しなければならない。以下の例文で説明する。

本剤を投与した50人の患者のうち３例に有害事象が現れ，そのうち３件は頭痛で，２件は浮腫でした。
- Adverse events developed in 3 out of the 50 patients treated with this drug; headache was observed in 3 cases, and edema in 2 cases.

　この場合，有害事象が認められたのは50人中３人で，有害事象の件数は５件ということになり，内訳として３人の患者全員に頭痛が認められ，またその中の２人に浮腫が認められたことになる。

すなわち，２人は頭痛と浮腫の両方の副作用を発現したことになる。このような場合上記のように，"patient"と"case"とを明確に区別して使わなければならない（"cases"は「〜件」と訳すとよい）。以下に例文を示す。

国内第３相試験では，因果関係が否定できない副作用が，調査症例数302例中165例（54.6％）に認められた。その主なものは，頭痛99件（32.8％），悪心23件（7.6％），腹痛，浮腫各９件（3.0％）等であった
- Treatment-related adverse reactions were observed in 165 (54.6%) of the 302 patients in the Phase 3 study conducted in Japan. The major adverse reactions reported were headache in 99 cases (32.8%), nausea in 23 cases (7.6%), abdominal pain and edema in each 9 cases (3.0%).

注）
1)「〜の症例／患者」を表す場合，病名を前におくことがよくある：
　例：ブタインフルエンザの症例／患者：swine flu cases (=cases of swine flu), swine flu patients (= patients with swine flu)
　乳がん患者：breast cancer patient (=patients with breast cancer)
2) 臨床試験の報告の中では"patient"の代わりに"subject"を使う場合もある。
3) また以下のように"report"を使って「症例」を表すこともできる。

第Ⅲ相試験では３例の死亡が報告されました
- There were 3 reports of death in the Phase III study.

死亡報告は30症例に上りました
- Reports of death totaled to 30 in Japan.

> **参考**
>
> 「症例」を含む用語
> 症例一覧表：patient data listing
> 症例記録：case record
> 症例検討会：case review committee（委員会），case review meeting（会議）
> 症例数：number of cases, number of patients, sample size
> 症例取り扱い基準：patient handling criteria
> 症例分析：case analysis
> 症例報告：case report
> 症例報告書：case report form（CRF）

28 「～に注意すること」，「～に注意が必要」，「慎重に」という表現

Point 医薬品の添付文書や，また添付文書に関連して，「～に注意すること，～に注意が必要」といった内容の照会事項が機構（PMDA）より出されることがよくある。以下に「注意」あるいは「慎重」の英語表現について例文を示して解説する。該当する英単語として "caution"，"precaution"，"care"，"attention" 等があげられる。関連して使われる「動詞」や「前置詞」にも注意していただきたい。

1. Caution　[名詞] [動詞]

"caution" は名詞の場合「**用心，注意，慎重，警告**」という意味であり，他動詞では「**注意する，警告する**」という意味である。

肝機能障害の患者に本剤を処方する際には注意が必要である・注意すること
• **Caution** should be **exercised** when prescribing this drug for patients with hepatic impairment.

一般に高齢者では生理機能が低下しているので，消化器症状等の副作用に注意すること
• Because physiological function is often reduced in elderly patients, **caution** should be **exercised** with respect to gastrointestinal and other adverse reactions.

併用により薬剤の作用が相互に増強されることがあるので，このような場合には，減量するなど慎重に投与すること
• The effects of the drugs used in combination may be intensified. In such cases, **cautions** such as reducing the doses should be **taken**.

小児に投与する場合には，観察を十分に行い慎重に投与すること
• Careful observation and special **caution** are **required** when this drug is used in children.

これらの化学物質を取り扱う際には細心の注意が必要
• Great **caution** is **needed** when handling these chemicals.

併用中の他剤を減量または中止する場合には，本剤の血中濃度が上昇することがあるので注意すること
• This drug should be used **with caution** because its blood concentrations may be elevated if the doses of concomitantly administered drugs are reduced or discontinued.

過度に使用した場合，急激な血圧低下による意識喪失を起こすことがあるので，用法・用量に十分**注意すること**

• This drug must be used **with extreme caution** with regard to dosage and administration, since overdosage may develop loss of consciousness due to rapid lowering of blood pressure.

本剤は眠気を催すことがあるので，投与中の患者には，自動車の運転等危険を伴う機械の操作には従事させないように十分**注意すること**

• Since this drug may induce drowsiness, patients should be **cautioned against** engaging in potentially hazardous activities requiring alertness, such as operating machinery or driving a car.

2. Precaution　名詞

"precaution"は「用心，注意，警戒，予防，予防策」という意味の名詞であり，上記"caution"とほぼ同じ動詞を伴う。"precaution"は危険を避けるために前もって取る「注意」あるいは「予防策」を意味する（一方"caution"には「予防」あるいは「予防策」という意味はない）。またPMDAの照会事項によく出てくる「注意喚起」という用語にもよく使われる。

血圧が下がり過ぎないよう**注意すること**

• **Precautions** should be **exercised** to avoid exaggerated hypotensive response.

体内貯留が延長する恐れがあるので，適宜減量するなどの**注意が必要**

• It is necessary to **take precautions** such as reducing the dose, because elimination of the drug from the body may be delayed.

本剤の投与に際して，消化管出血に**注意が必要**であるとの報告があります

• There is a report recommending **using precautions** for gastrointestinal hemorrhage when administering this drug.

添付文書中に本剤とXX剤との併用に関する**注意喚起**の必要性がないか検討すること

• Consider whether or not it is unnecessary to **include** appropriate **precautions** about concurrent use of this drug and XX in the Japanese package insert.

添付文書の「その他の副作用」の項に「体重増加」を記載する以外に**注意喚起**は必要ないか申請者の見解を示すこと

• Provide the applicant's opinion as to whether or not it is necessary to **include** any **precautions** other than "weight gain" in the "Other Adverse Reactions" section of the package insert.

参考
添付文書の中で"Precautions"が使われている項目：
使用上の注意：Precautions
重要な基本的注意：Important Precautions
併用注意：Precautions for Coadministration
適用上の注意：Precautions Concerning Use
その他の注意：Other Precautions
取扱い上の注意：Precautions for Handling

3. Care　名詞

"care"を「名詞」で使う場合，「心配，気がかり，注意，配慮」という意味になる。

高齢者において，XX剤と併用する場合には**注意が必要**である

• **Care** must be **taken** when this drug is coadministered with XX to elderly patients.

高齢者や心疾患のある患者では，これらの副作用が発現しやすいので，注射速度をさらに遅くするなど十分に注意すること
- Because such adverse reactions are more likely to occur in the elderly or patients with heart disease, **extreme care** should be **exercised** in such patients and take appropriate precautions such as further reducing the injection rate should be taken.

特に就寝直前の服用等には注意すること
- **Special care** is **required** when this product is taken at bedtime.

高齢者への投与に際しては，少量から開始するなど投与量に十分注意すること
- **Special care** in dosage selection is **required** in elderly patients, and therapy should be instituted starting at a low dose.

以下の薬剤との併用に注意すること
- XX should be administered **with care** when coadministered with the following drugs.
- XX and the following drugs should be coadministered **with care**.

一般に高齢者では生理機能が低下しているので，慎重に投与すること
- Since elderly patients often have reduced physiological function, this drug should be administered **with care** to the elderly.

4. Attention 　名詞

"Attention"は「注意，注目，配慮」という意味の「名詞」である。

今，境界型糖尿病の患者の治療に注意が向けられています
- **Attention** is now **focusing** on the treatment of patients with borderline diabetes.

本剤を高齢者に投与する時は，次の点に注意し，用量ならびに投与間隔に留意するなど患者の状態を観察しながら慎重に投与すること
- **Special attention** should be **paid** to the following points when the product is administered to elderly patients; the product should be used with caution and the dose and dosing interval must be adjusted based on careful clinical observation of the patient's condition.

5. その他

その他の用語を使って「注意」を喚起する場合の例文を以下に示す。

このような症状の患者では低血糖症状を起こしやすいので，血糖値をモニターすること［注意すること］
- **Monitor** glucose levels because hypoglycemic symptoms are likely to occur in patients with these conditions.

本剤を大量投与する場合には，患者の電解質バランスをモニターすること［注意すること］
- The patient's electrolyte balance must be closely **monitored** when a large volume of this product is administered.

低血糖症が発現することがあるので観察を十分に行うこと［注意すること］
- Patients should be **observed carefully** because hypoglycemia may develop.

徐々に進行する低血糖では，主に精神障害や意識障害が認められるので注意すること
- It should **be noted** that mental disorders and impaired consciousness are usually observed in slowly progressive hypoglycemia.

一般に高齢者では生理機能が低下しているので，状態に細心の**注意**を払い，低用量から投与を開始すること

- Since elderly patients often have reduced physiological function, it is advisable to start administration of the drug at a low dose **under careful supervision**.

29 「用法・用量」の英語表現

Point 添付文書の中の「用法・用量」をいかに英語で表現するかについて，以下に代表的な例文を示す。

用法・用量：
Dosage and Administration

添付文書の「用法・用量」を英語で表現する場合の代表的な例文を以下に示す。
注：○○○は医薬品の一般名を表す。

通常，成人には○○○として1回5mgを1日1回経口投与する

- The usual adult **dosage** for oral **administration** is 5mg of ○○○ once daily.

通常，成人には○○○として1回10mgを1日1回経口投与する

- In adults, the usual **dosage** for oral **administration** is 10mg of ○○○ once daily.

通常，成人には○○○として1回30mgを1日3回経口投与する

- The usual adult **dosage** for oral **use** is 30mg of ○○○ three times per day.

通常，成人には○○○として1回100〜200mgを1日2回，朝・夕食後に経口投与する

- For oral **use**, the usual **dosage** for adults is 100-200mg of ○○○ administered twice daily, morning and evening after meal.

通常，成人には○○○として1日100〜200mgを2〜4回に分けて静脈内に注射する

- The usual daily adult **dosage** for **intravenous injection** is 100-200mg of ○○○ in two to four divided doses.

通常，成人には○○○として1回5mgを1日3回経口投与する。なお，年齢，症状により適宜増減する

- For oral **use**, the usual adult **dosage** is 5mg of ○○○ three times per day. The **dosage** may be **adjusted** according to the patient's age and symptoms.

通常成人には○○○として1日25mgを初期用量とし，1日100mgまで漸増し，1日1回経口投与する

- The usual initial **dose** of ○○○ in adults is 25mg and then gradually increased up to 100mg, which should be **given** orally once daily.

通常1週間に体重kg当たり○○○として0.25mgを5〜6回に分けて皮下注射する

- Usually **administer** 0.25mg/kg/week as ○○○ in 5 to 6 divided **doses** by the subcutaneous route.

△△がんおよび□□がんには，A法を標準的用法・用量とし，患者の状態によりC法を選択する。
A法：○○○として10〜15mg/m²(体表面積)を1日1回，5日間連続投与し，少なくとも2週間休薬する。これを1クールとし，投与を繰り返す
C法：○○○として20〜25mg/m²(体表面積)を1日1回投与し，少なくとも1週間休薬する。これを1クールとし，投与を繰り返す

- For the treatment of △△ cancer, and □□ cancer, choose Regimen A as the standard regimen, or Regimen C as an alternative, depending on the condition of patient.

Regimen A: Each course comprises 10-15mg/m² (body surface area) as ○○○ once daily, every day for 5 days, followed by a recession period of at least 2 weeks. Repeat this course.

Regimen C: Each course comprises 20-25mg/m² (body surface area) as ○○○ oncedaily, followed by a recession period of at least 1 week. Repeat this course.

30 「作用の増強・減弱」の英語表現

Point 「医薬品の作用の増強・減弱」についていかに英語で表現するか，以下に代表的な例文を示して解説する。

増強，減弱

添付文書等の中で，作用等が「増強する，減弱する」を英語で表現する場合の代表的な例文を以下に示す。

注：○○○は医薬品の一般名を表す

(1)「～が増強される，～を増強する，亢進する」という表現

○○○の作用が増強されることがある
・The **effects** of ○○○ may be **enhanced**.

本剤の作用が増強かつ延長することがある
・The **effects** of this product may be **enhanced** and prolonged.

併用した場合，これらの薬剤の作用が相互に増強されることがある
・The **effects** of these drugs used in combination may be **intensified**.

本剤の代謝が阻害されることにより，作用が増強かつ延長することがある
・The **effects** of this product may be **potentiated** and prolonged due to inhibition of the metabolism of this product.

心筋収縮力の抑制が増強される恐れがある
・The **impairment** of myocardial contraction may be **enhanced**.

本剤は心不全を増強すると報告されている
・This product has been reported to **aggravate heart failure**.

ドパミンは○○○と併用した場合，心筋の被刺激性亢進作用を示す
・Dopamine **increases** myocardial **irritability** when used in combination with ○○○.

長期投与により，大脳皮質におけるアセチルコリン系感受性が亢進することがある
・Long-term treatment may **increase** the **sensitivity** of the cerebral cortex to acetylcholine.

(2)「～が減弱される，～を減弱する」という表現

降圧作用が減弱される
・The antihypertensive **effect** is **reduced**.

本剤の作用が減弱することがある
・The **effects** of this product may be **reduced**.

降圧剤の作用を減弱することがある
・The **effects** of antihypertensive agents may be **decreased**.

本剤の腎動脈血流増加等の反応が減弱することがある
・**Responses** to this product, such as an increase in renal arterial blood flow, may be **diminished**.

31 「(薬剤・治療に) 無効」という表現

Point　「薬剤あるいは治療に対して無効である」という表現をいかに英語にするかについて，以下に代表的な例文を示す。

無効

X剤は乳がんには無効であった
- X (drug) was **ineffective** for the treatment of breast cancer.

X剤は他の種類のがんには無効であることが判明した
- X (drug) was shown to be **ineffective** for other types of cancer.

その患者はX剤に無効であった
- The patient did **not respond** to X (drug).

その試験に組み入れられた患者230人のうち無効例は39人 (17%) であった
- Of 230 patients enrolled in the study, patients **not responding** to X (drug) totaled to 39 (17%).

X剤の治療に十分効果が出ない (無効な) 患者もいた
- There were some patients **not sufficiently responding** to the treatment with X (drug).

多くの患者が治験薬に無効であった
- There were many patients with **no response** to the test drug.

下記表はX剤に対する無効例を示しています
- The following table shows the **non-responders** to X (drug).

下記表はホルモン補充療法の無効であった患者を示しています
- The following table shows the patients who **failed to respond** to the hormone replacement therapy.

数人の患者は従来の療法に無効であった
- There were some patients who **failed** in conventional therapies.

32 「〜するおそれがある」という表現

Point　臨床試験報告書や添付文書等の文書の中で使われる「〜 (副作用等) が現れることがある」あるいは「〜するおそれがある」という表現をいかに英語にするかについて，以下に代表的な例文を示して解説する。

1. May　助動詞

"may"は「…してもよい，差し支えない」という意味の他に，不確実な推量を表わして「かもしれない，おそらく…であろう」という意味の助動詞である。「〜 (副作用等) が現れることがある」あるいは「〜するおそれがある」という意味を表現する場合"may"が最もよく使われる。

○○○，□□□，△△△等の重篤な副作用が起こるおそれがある
- Serious adverse reactions, such as ○○○, □□□, or △△△ **may** occur.

これらの副作用は致命的な出血あるいは感染症を引き起こすおそれがある
- These adverse reactions **may** lead to potentially fatal hemorrhage or infection.

本剤の作用が過度に現れることがある
- The actions of this drug **may** be enhanced.

症状が増悪するおそれがある
- Symptoms **may** be exacerbated.

本剤の血漿中濃度が過度に上昇するおそれがある
- Plasma drug concentrations **may** reach excessively high levels.

肝障害が強く現れ致死的になるおそれがある
- Hepatic dysfunction **may** be exacerbated, **possibly** leading to death.

妊婦または妊娠している可能性のある婦人には投与しないこと
- This drug should not be used in pregnant women or in women who **may possibly** be pregnant.

2. Possibility / Possible（名詞／形容詞）

"possibility"は名詞として，また"possible"は形容詞として「〜が起こりうる，ありうる」という意味の可能性や，「〜するおそれがある」という意味を表現する場合によく使われる。

高齢者では腎機能が低下しており，高い血中濃度が持続すること（おそれ）がある
- There is a **possibility** of persistently elevated blood concentrations in elderly patients, who often have impaired renal function.

本剤の有効成分がヒトのDNAを傷つける可能性（おそれ）がある
- There is a **possibility** that the ingredient of this drug **might** damage human DNA.

水およびナトリウム貯留が起こるおそれがある
- There is a **possibility** that water and sodium retention **would** occur.

冬にはブタインフルエンザがさらに流行する可能性（おそれ）がある
- It is **possible** that swine flu **will** become more prevalent in winter.

3. その他

その患者は合併症を起こすおそれ（可能性）がある
- The patient has a **risk** of complication.

肺がんを発症するおそれがある
- There is a **risk** of developing lung cancer.

高齢者は肺炎に罹るリスク（可能性）が高い
- Elderly people are at high **risk** of being infected with pneumonia.

喫煙が健康を損ねること（おそれ）がある
- Smoking tobacco **could** damage your health.

携帯電話は医療機器に支障をきたすおそれがある
- Mobile phones **could** disrupt medical equipment.

冬にはさらにブタインフルエンザが流行するおそれがある
- It is **likely** that swine flu will become more prevalent in winter.

合併症を起こすおそれはない
- There is no **fear** of complications setting in.

彼の病気は急速に悪化するおそれ（懸念）がある
- **There is concern** that his disease will rapidly progress.

人々の文化のルーツが経済発展のために失われるおそれがあります
- People's cultural roots **might** be lost for the sake of economic development.

33 「観察，観察する」という表現

Point 「観察」に該当する英単語としては，"observe", "monitor" 等の動詞と "observation", "monitoring" 等の名詞があげられる。

1. Observe　動詞
Observation　名詞

"observe"は「よく見る，観察する，観測する」という意味の動詞で，"observation"は「観察，観測」という意味の名詞である。

患者の症状を注意深く観察すること
- **Careful observation** should be made on patient's condition.

異常が現れないか十分に観察すること
- **Careful observation** should be given for occurrence of abnormality.

十分な観察と適切な管理が必要です
- **Close observation** and adequate management are necessary.

本剤は十分観察し慎重に投与すること
- The drug should be administered with caution under **careful observation**.

本剤を投与中の患者は十分に観察すること
- Patients receiving this drug should be **observed closely**.

治療中および治療後の患者の症状を注意深く観察すること
- Patient's condition should be **carefully observed** during and after therapy.

2. Monitor　動詞
Monitoring　名詞

"monitor"は「モニターで監視する，観察する，チェックする」という意味の動詞で，"monitoring"は「監視，観察，モニタリング」という意味の名詞である。

投与期間中は肝機能について注意深く観察を行うこと
- Liver function must be carefully **monitored** during treatment.

頻回に臨床検査を行い，患者の状態を十分に観察すること
- The patient's clinical condition must be closely **monitored** by performing frequent laboratory tests.

ショックを起こす可能性は否定できないので，患者を十分に観察すること
- Since the possibility of shock cannot be ruled out, the patient should be carefully **monitored**.

異常出血がないか，観察を十分に行うこと
- The patient should be carefully **monitored** for abnormal bleeding.

まれに汎血球減少が起こることがあるので，観察を十分に行い投与すること
- Although pancytopenia occurs rarely, this product should be administered with careful **monitoring**.

高齢者に投与する場合は，患者の状態を観察しながら慎重に投与すること
- This product should be administered cautiously to elderly patients while closely **monitoring** the patient's condition.

投与に際しては血圧を頻回に**測定**し，投与量または投与回数を適宜調節する
- The dose and/or dosing interval should be adjusted based on frequent **monitoring** of the patient's blood pressure.

高齢者に投与する場合は，患者の状態を**観察**しながら遅い投与速度で開始することが望ましい
- When administering this drug to elderly patients, it is advisable to start administration at a low rate under careful **supervision**.

34 「承認申請する」という表現

Point 医薬品開発の目標は，いかに早く医薬品医療機器総合機構（PMDA）に，医薬品の「承認申請」を提出するかにある。以下に「承認申請」に該当する英単語 "application（名詞）" および "apply（動詞）" について解説する。

1. Application 名詞

"application" という名詞は "New Drug Application（NDA）" に代表されるように，医薬品の開発プロセスでは「承認申請」という意味でよく使われる。「申請」という意味で "application" を使った例文を以下に示すので，文章の中で使われる「動詞」や「前置詞」にも注意すること。

新薬**承認申請**
- New Drug Application（NDA）

私たちは2014年1月20日にX剤の新薬**承認申請**を提出しました
- We **submitted** an NDA for X (drug) on January 20, 2014.

私たちは5月にX（薬剤名）の**承認申請**を提出します
- We will **submit an application for** marketing approval of X (product) in May.

私たちは2014年2月3日，当局にX剤の新薬**承認申請**を提出しました
- We **filed** the X (drug) NDA with the regulatory authorities on February 3, 2014.

私たちはX剤のオーファンドラッグ指定**申請**を提出します
- We will **submit** an **application for** designation of X (drug) as an orphan drug.

X剤のオーファンドラッグ指定**申請**が当局に正式に提出されました
- An official **application** was **made to** the regulatory authorities for designation of X (drug) as an orphan drug.

X剤の新薬**承認申請**は先週医薬品部会を通過しました
- The X (drug) **NDA passed/cleared** (the examination/review by) the Committee on Drugs last week.

腰痛をX剤の追加適応症として一変**申請**をしました
- We **submitted** a sNDA for registering low back pain as an additional indication for X (drug).

X剤の用法・用量の一変**申請**をしました
- We **submitted** a sNDA for changing the "Dosage and Administration" in the approval of X (drug).

> **参考**
>
> 「申請」という語が入った用語：
> 新薬承認申請：New Drug Application（NDA）
> 承認事項一部変更（一変）：sNDA（supplemental NDA）
> 承認申請資料：NDA dossier
> 承認申請書（CTD）：NDA Application Format
> 申請区分：classification of drugs
> 申請者：NDA applicant, applicant
> 申請者側専門委員（PMDA治験相談）：specialist on the applicant side
> 申請者側審査期間：Time Clock on the applicant side
> （行政側審査期間：Time Clock on the authorities side）
> 申請日：date of NDA submission, date of NDA filing, NDA filing date
> CTDによる承認申請：CTD-based NDA
> CTDによる承認申請書：CTD-based NDA dossier, NDA dossier in CTD format
> 製造販売承認申請：marketing approval application
> 優先承認審査：priority review
> 優先承認審査制度（米）：fast track system（priority review system）
> 新薬治験許可申請（米）：Investigational New Drug Application（IND）
> 市販前承認申請（米，医療機器）：pre-market approval application
> 販売承認申請（EU）：marketing authorization application（MAA）

2. Apply　動詞

"apply"を「申請する」という意味で使う場合は**自動詞**となるので目的とする語の前に**前置詞**"for"が必要となる。他動詞に「申請する」という意味はないので注意すること。

私たちはX（薬剤名）の承認申請を行いました
- We have **applied for** approval of X（product）.

私たちは高血圧を適応症とするX（薬剤名）の承認申請を行います
- We will **apply for** registration of X（product）for the indication of hypertension.

私たちはX（薬剤名）の販売承認の申請を行いました
- We **applied for** marketing approval of X（product）.

私たちはX（薬剤名）のオーファンドラッグの指定を申請します
- We will **apply for** designation of X（product）as an orphan drug.

35 「日程」に関する表現

Point 会議などの日程を知らせる場合の英語表現について解説する。また会議という意味の "meeting" や "conference" とともによく使われる「動詞」について，代表的な例文を示す。

会議などの日程を知らせる場合など，「いつ」，「どこで」ということが重要な要素となるが，日付の書き方は日本語の場合と異なるので注意が必要である。英語では「曜日」「月日」「時刻」「場所」と決まった語順をとる。以下に例文を示す。

次回のグループ会議は4月7日（水）205号室で午後1時から開催されます
- The next group meeting will be held on **Wednesday, April 7, at 1:00 p.m. in Room 205**.

スタッフミーティングを4月20日（火）午前10時よりA会議室にて開催します
- A staff meeting has been scheduled for **Tuesday, April 20, at 10:00 a.m. in Conference Room A**.

4月5日（月）午前9時からの会議はキャンセルされました。急ぎ日程を組み直します
- The conference scheduled for **Monday, April 5, at 9:00 a.m.** was cancelled. I will reschedule as soon as possible.

参考

会議という意味の "meeting" や "conference" とともによく使われる「動詞」：

《他動詞》

arrange a meeting：会議を設定する，手配する
attend a meeting：会議に出席する
call a meeting：会議を召集する
cancel a meeting：会議を中止する，キャンセルする
chair a meeting：会議の司会をする，議長を務める
close a meeting：会議を終わらせる，閉会する
conduct a meeting：会議を行う，進行させる
convene a meeting：会議を開く，開催する
fix a meeting：会議の日取りを決める
have a meeting：会議を行う
hold a meeting：会議を開く，開催する
organize a meeting：会議を組織する，計画する
schedule a meeting：会議の予定を立てる

《自動詞》

A meeting begins：会議が始まる
A meeting starts：会議が始まる
A meeting takes place：会議が催される

36 「改善，改善する」という表現

Point 臨床試験の報告書等でよく使われる「改善，改善した」あるいは「軽減した」という意味の英語表現について，該当する英単語 "improve（動詞）" および "improvement（名詞）" について解説する。

1. Improve　動詞

"improve" は自動詞の場合「（主語）が改善する」という意味になり，他動詞の場合は「（目的語）を改善する」という意味になる。"improve" を使った例文を以下に示すので，文章の中で使われる「主語」や「目的語」に注意すること。

投薬を中止すると，患者の全身状態が改善した
- When the drug was discontinued, the patient's systemic condition **improved**.

本剤の投与による症状の改善が認められなくなりました
- The symptoms no longer **improved** with the use of this drug.

彼女の健康は徐々に改善（回復）した
- Her health gradually **improved**.

彼女の病状はゆっくりと改善しています
- She is **improving** slowly from the effects of the disease.

急性の関節痛はアスピリンと温湿布で改善した
- Acute arthralgia was **improved** by treatment with aspirins and warm compresses.

抗生物質による治療で病状は急速に改善した
- Treatment with antibiotics **improved** the condition rapidly.

試験結果は本剤の使用が全生存率を改善したことを示した
- The study result showed that the use of this drug **improved** the overall survival rate.

2. Improvement　名詞

"improvement" は「改善」という意味の名詞である。"improvement" を使った例文を以下に示す。

彼の健康は劇的な改善を見せている
- There is a dramatic **improvement** in his health.

患者は急速な改善（回復）を見せている
- The patient has made rapid **improvement**.

患者の高血圧の症状はX剤の使用により顕著な改善を示した
- The patient showed remarkable **improvement** in symptoms of hypertension with the use of X (drug).

X剤は投与量200mgでプラセボに対し統計的に有意な改善を示した
- X (drug) at a dose of 200mg showed statistically significant **improvement** over placebo.

多くの症例は軽度改善であった
- The **improvement** in many of these cases was rated slight.

X剤による治療は臨床症状の改善が観察されるまで続けられます
- Treatment with X (drug) will be continued until evidence of clinical **improvement** is observed.

1日排尿回数の改善については，治療群とプラセボ群との間に差は認められなかった
- There was no difference between the treatment group and placebo group in terms of **improvement** in the number of micturition episodes/24 hours.

二重盲検試験では，3カ月ごとに本剤によるうつ病患者の**改善率**が測定（評価）された

- In the double-blind controlled study, the **improvement rate** in patients with depression treated with this drug was determined every three months.

> **参考**
>
> improve/improvement 以外の「改善」あるいは「軽減」を表す単語：
>
> - **ameliorate**（他動詞）改善する：
>   ～ **ameliorate** symptoms/condition
> - **relieve**（他動詞）軽減する，緩和する：
>   ～ **relieve** symptoms/depression
> - **abate**（他動詞）弱める，和らげる：
>   ～ **abate** the pain in your shoulder
> - **mitigate**（他動詞）軽減する，和らげる：
>   ～ **mitigate** your pain
> - **lessen**（他動詞）減少させる：
>   The headache was **lessened**.
> - **subside**（自動詞）治まる，弱まる：
>   The inflammation **subsided**.
> - **remit**（自動詞）治まる，静まる：
>   The fever **remitted**.
> - **palliation**（名詞）軽減：
>   Effective **palliation** is afforded by the therapeutic regimen. その治療法によって効果的な軽減がもたらされる。

37 「副作用」を英語で表現する場合の「前置詞」

Point　「副作用」を英語で表現する場合，該当する英単語 "adverse reaction(s) [名詞]" の後にくる前置詞 "to" について解説する。

Adverse reaction(s) 　名詞

医薬品と関連して使う "adverse reaction(s)" は「副作用」という意味であるが，「医薬品の」あるいは「医薬品に対する」副作用を英語で表現する場合，副作用と医薬品の間に入る「前置詞」は "**to**" であることに注意すること（「〜の副作用」となるので "**of**" を使いがちであるが注意が必要である）。また医薬品に限らず「〜に対する反応」という意味で "reaction(s)" を使う場合，次に来る名詞の前の「前置詞」は "**to**" である。以下に例文を示す。

300人中15人に本剤の**副作用**が起きたとの報告があった

- **Adverse reactions to** this drug were reported in 15 of 300 patients treated (5%).

X剤の**副作用**は代謝クリアランス率の低下により悪化することがある

- **Adverse reactions to** X (drug) may be aggravated due to a decreased metabolic clearance rate.

処方せん薬の**副作用**がインターネットに公開されました

- **Adverse reactions to** prescription drugs were published on the internet.

患者に，放射線療法に対する重篤な**副作用**が発現した

- Severe **adverse reactions to** radiation therapy developed in the patient.

高血圧が本剤の**副作用**として報告された

- Hypertension was reported as the **adverse reaction to** this drug.

治験薬の副作用に関する情報を治験実施機関に提供しました
- We provided the trial sites with information on the **adverse reactions to** the investigational drug.

加工食品の有害反応に関する多くの報告書がある
- There are many reports on **adverse reactions to** processed food products.

花粉症はさまざまな植物の花粉に対するアレルギー反応です
- Hay fever is an allergic **reaction to** pollens of various plants.

38 「複数」という意味の "more than one +（名詞）"の使い方

Point 「複数」という意味を表す英語表現 "more than one +（名詞）" の使い方について，以下に例文を示して解説する。

"more than one +（名詞）"

"More than one" の後に「名詞」を伴って文章の「主語」となる場合，その動詞は「単数」となる。意味としては「1つより多い，2つ以上の，複数の」となる。主語の意味として「複数」であるのに，その動詞は「単数」で受けることに注意すること。以下に例文を示す。

点眼薬を処方される緑内障の患者のうち，2剤以上処方される患者はおよそ80％にのぼる
- Of the patients with glaucoma to whom eye-drops are prescribed, those to whom **more than one drug is** prescribed comprise about 80%.

弊社では2つ以上の新薬が同時に開発されています
- **More than one new drug is** being developed simultaneously in our company.

日本では，複数の臨床試験が計画されています
- **More than one clinical study is** being planned in Japan.

本剤の長期投与後，多くの患者に複数の有害事象が認められました
- **More than one adverse event was** observed in many patients following the prolonged administration of this drug.

その有害事象のために複数の患者が試験から脱落した
- **More than one patient was** withdrawn from the clinical study due to the adverse event.

時間が足りなくて複数の議題が討議されませんでした
- **More than one agenda was** not discussed because of the limited time.

参考

本剤の1年を超える長期投与時の安全性は確立されていない
- The safety of long-term use for **more than one year** has not been established.

2例以上で投与中止の理由となった有害事象はなかった
- No single adverse event caused withdrawal in **more than one patient**.

知っておきたい 英単語・英語表現

39 「～％」が主語である場合の「動詞」

Point 「～％」が主語の場合の「動詞」が複数形になるか単数形になるか解説する。

"～ % of ～"

「～の何パーセント（％）が～である」という英語の文章の中で「～の何パーセント（％）」が主語である場合の「動詞」は，パーセント（％）に続く前置詞「of」の後の名詞が単数なら単数扱い，複数なら複数扱いとなることに注意が必要である。以下に例文を示す。

エイズ患者のおよそ90％が，HIVに感染していることを知らずにいます
• Almost **90 percent of people** with AIDS **do** not know that they have been infected with HIV.（複数）

集中治療室の患者の約50％が，死亡リスクを高くする感染症に罹っているとの報告があります
• It is reported that about **50 percent of patients** in an ICU **have** an infection increasing their risk of dying.（複数）

患者のおよそ20％は10代でした
• About **twenty percent of the patients were** aged 10 to 19.（複数）

患者のがんは非常に進行していました。実際，肝臓の70％から80％が，がん細胞に侵されていました
• The patient had very advanced cancer; practically **70 to 80 percent of her liver was** replaced by cancer cells.（単数）

その地域では，人口のおよそ50％がビタミンD不足です
• About **50% of the population is** deficient in vitamin D in that district.（単数）

英国では，国民約10％が冬季うつ病にかかると言われている
• In the UK, about **10% of the population is** reported to suffer from winter depression.（単数）

40 「表やグラフ」に関する英語表現

Point 以下に「表やグラフ」に使われる用語を示す。

表：table

結果を表1に示す
- The results are shown in Table 1.

表の上部に
- at the top of the table

表の中央部に
- in the middle of the table

表の下部に
- at the bottom of the table

注：表の中の「行」は「line」，「縦列」は「column」という。

グラフ：graph, chart

円グラフ：pie chart, circular chart, circle graph
棒グラフ：bar chart, bar graph
折れ線グラフ：line chart, line graph
積み重ね棒グラフ：stacked bar chart
帯グラフ：band graph, band chart
散布図：scatter diagram, scatter graph, scatter plot

AとBとの相関グラフ：
- graph relating A to B

X軸をAとし，Y軸をBとするグラフ
- graph with A on the X-axis and B on the Y-axis.

図，図表：chart, figure, Fig. diagram, illustration

データ流れ図，データフロー図：data-flow chart
分布図：distribution chart
解析図：analysis diagram
外観図：appearance diagram

図1に結果を示す。
- Fig. 1 shows the results.

「表」や「グラフ」および「図」の中で使われる用語

面，領域：area
網掛け部分(shaded area)，濃い網掛け部分(dark-shaded area)，薄い網掛け部分(lightly shaded area)，網掛け領域(shaded region)，斜線部分(striped area)

線：line
破線(broken line)，対角線(diagonal line)，点線(dotted line)，実践(solid line)，太い実線(heavy solid line)，水平線(horizontal line)，水直(vertical line)

文字，書体：font
ボールド体（太字）：boldface type
イタリック体：italics

〜をボールド体で示す
- indicate 〜 in boldface type

〜をイタリック体で示す
indicate 〜 in italics

フォントをボールド体からイタリック体に変える
- change the font from bold to italic

第3章　間違いやすい英単語の正しい使い方

Answer　**他動詞**

「answer」という動詞は「人や質問などに答える，回答する，返事をする」という意味の**他動詞**なので目的語の前に**前置詞**「to」は不要。また「人」や「人に相当する」語を目的語にすることができる。

10月の末までにPMDAの照会事項に回答しなくてはなりません

→ We have to **answer to** the PMDA query by the end of October.　[誤]

・We have to **answer** the PMDA query by the end of October.　[正]

あなたのe-mailに対して明日返事をします

・I will **answer** your e-mail tomorrow.　[正]

10月末までにPMDAに回答しなくてはなりません

→ We have to **answer to** PMDA by the end of October.　[誤]

・We have to **answer** PMDA by the end of October.　[正]

ただし，「reply」も「answer」も「回答，返事」という意味の**名詞**として使う場合は，後に続く名詞の前に**前置詞**「to」が必要。

その質問に急遽回答しました

・We gave a quick **answer to** the question.

やっとその計画に対する明確な回答を得ました

・We finally got a definite **answer to** the plan.

この問題に対するはっきりとした回答をまだいただいていません

・We have not yet received a clear **reply to** this question.

9月15日のあなたのe-mailに回答します

・This is a **reply to** your e-mail of September 15.

Apply　**自動詞**

「apply」を「申請する」という意味で使う場合は**自動詞**となるので目的とする語句の前に**前置詞**「for」が必要。他動詞に「申請する」という意味はないので注意。

私たちはXX（薬剤名）のオーファンドラッグの指定を申請します

→ We will **apply** designation of XX (product) as an orphan drug.　[誤]

・We will **apply for** designation of XX (product) as an orphan drug.　[正]

私たちはXX（薬剤名）の承認申請を行いました

・We have **applied for** approval of XX (product).

参考

「～を申請する」という意味で，申請という**名詞**の「application」を使う場合は，以下のような文章になる。

私たちはXX（薬剤名）のオーファンドラッグ指定申請を提出します

・We will submit **an application for** designation of XX as an orphan drug.

私たちはXX（薬剤名）の承認申請を提出します

・We will submit **an application for** marketing approval of XX (product).

・We will submit **a New Drug Application (NDA) for** XX (product).

私たちはXX（薬剤名）の販売承認の申請を行いました
・We **applied for** marketing approval of XX (product).

私たちはXX（薬剤名）の再審査請求を出します
・We will **apply for** reexamination of XX (product).

Ask　他動詞

「ask」という**動詞**を「～かと尋ねる／質問する」という意味で使う場合，質問の内容を表す目的節は「**whether**」あるいは「**if**」で始まらなくてはならない。

「**that**」で始まると「～するよう依頼する」という意味になるので注意する。

私たちはPMDAに臨床試験を開始してよいか尋ねました
→We asked PMDA **that** we could start the clinical study.［誤］
・We asked PMDA **whether** we could start the clinical study.［正］
・We asked PMDA **if** we could start the clinical study.［正］

担当官はそのデータを提出できるか尋ねた
・The PMDA officer asked **whether** we could submit the data.

彼は私がその会議に出席するかどうか尋ねた
・He asked **if** I would attend the meeting.

「ask that」の場合，以下のように「お願いします」という意味になる。

報告書は10月31日までに提出してください
・I would ask **that** your report be forwarded to me by October 31.

荷物を新しい住所に届けるよう頼みました
・I asked **that** the baggage (should) be delivered to my new address.

Await　他動詞

「**await**」は「～を待つ」という意味の他動詞なので，目的語の前に前置詞「**for**」は必要ない。「**wait**」との違いに注意すること。

その会議で意見を述べるチャンスを待っていました
→I had been **awaiting for** a chance to express my opinion at the meeting.［誤］
・I had been **awaiting** a chance to express my opinion at the meeting.［正］
・I had been **waiting for** a chance to express my opinion at the meeting.［正］

あなたのご意見を切にお待ちしています
・We are anxiously **awaiting** your comments.

幸運は努力する者たちだけを待っています
・Good fortune **awaits** those who work hard.

彼女は辛抱強く自分の番を待ちました
・She patiently **awaited** her turn.

ノーベル賞にノミネートされた人たちは緊張して結果を待ちました
・The nominees for the Nobel Prize nervously **awaited** the results.

By　前置詞

「**by**」を「時」を示す**前置詞**として使う場合は「終了時刻・期限」を表し，「～までに」という意味で「ある時点」を指す。「**by**」に時間の継続の意味はない。一方，「**until**」は「時間の継続」を表し，「～までずっと」という意味である。

11月25日までにPMDAに回答を提出しなくてはなりません
・We have to submit our answers to PMDA **by** November 25.
⇒この場合「～by November 25」は11月25日を含んで「11月25日いっぱいまでに」という意味である。

今月末までに研究所から必要なすべてのデータを受け取る必要があります
- We need to receive all the necessary data from the research laboratory **by** the end of this month.

明日の朝までにこれらの報告書を詳細に検討しなくてはなりません
- I have to go through these reports in detail **by** tomorrow morning.

お昼までに資料をまとめてもらえますか
- Can you get these documents together **by** noon?

家に着くまでにはすっかり暗くなっていました
- **By** the time we reached home, it was quite dark.

患者は退院するまでに若干機能を取り戻していました
- The patient recovered some function **by** the time he left the hospital.

Committee　名詞

⇒ The meeting will be held on December 1.

「会議は12月1日に開かれます」という文章では，動詞に「hold」が使われるが，「committee（委員会）」という名詞を主語に「委員会を開催します」という文章の場合，「開催します」という意味の動詞は「hold」ではなく，以下のように「convene」あるいは「meet」が使われる。ちなみに「convene」は**他動詞**としても**自動詞**としても使うことができる。

→ The committee will **be held** on December 1. [誤]
- The **committee** will **be convened** on December 1.（他動詞）[正]
- The **committee** will **convene** on December 1.（自動詞）[正]
- The **committee** will **meet** on December 1. [正]

以下のように「committee meeting」が主語であれば，動詞は「hold」でも「convene」でもよい。
- A committee **meeting** will **be held** tomorrow. [正]
- A committee **meeting** will **be convened** tomorrow. [正]
- A committee **meeting** will **convene** tomorrow. [正]

「convene」は「開催する，召集する」という意味で，以下の名詞に伴う動詞として使われる。
⇒ meeting, conference, council, court（裁判），workshop, session, expert panel（専門委員会），the Diet（国会）など。

Confirm　他動詞

「confirm」は「～を確認する」という動詞で，「誰々にthat以下のことを確認します」という場合は「誰々」の前に前置詞「**with**」が必要である。

XXの承認申請を提出してもよいということをPMDAに確認しました
→ We confirmed PMDA if we could submit an NDA for XX（drug name）．[誤]
- We confirmed **with** PMDA if we could submit an NDA for XX. [正]

PMDAの担当官に追加提出データを受領したかを確認します
- We will confirm **with** the PMDA official whether the data we additionally submitted have been received.

Consider　他動詞

「consider」は「～を考える」という**他動詞**であるが，「～と思える」「～と考えられる」という表現に「It is considered that ～」とするのは不適当である。

この件については追加資料が要求されると思われます
→ It is considered that additional materials will be needed in this case. ［誤］
・It is thought that additional materials will be required in this case. ［正］
・We think that PMDA will require additional materials in this case. ［正］
・It is likely that PMDA will require additional materials in this case. ［正］
・PMDA is likely to require additional materials in this case. ［正］
⇒追加資料は審査に有効と考えられます
・Additional materials are considered useful in reviewing the NDA.
・PMDA will consider additional materials (to be) useful in reviewing the NDA.

Contact　他動詞

「contact」を動詞で使う場合は，「(人)と連絡を取る，接触する」という意味の**他動詞**となる。したがって，目的語の「人」の前に前置詞「with」は必要ない。

PMDA相談のスケジュールと必要な資料を確認するため，担当官のX氏に連絡を取りました
→ I contacted with Mr. X, a PMDA official, about the schedule and the materials for the PMDA consultation. ［誤］
・I contacted Mr. X, a PMDA official, to confirm the schedule and the materials necessary for the PMDA consultation. ［正］
・I contacted Mr. X, a PMDA official, for confirmation of the schedule and necessary materials for the PMDA consultation. ［正］
⇒上記のように「〜について連絡を取った」という場合，「about」よりもよりはっきりと「〜を確認するため」という意味で「to confirm」あるいは「for confirmation」とするほうがよい。また，「〜の資料」という意味では「〜に必要な資料」とはっ

きりさせる目的で「necessary」という形容詞で補ったほうがよい。

この問題にどう対処するかを検討するため，ディレクターに連絡を取りたいと思います
・I would like to contact the director to discuss how to deal with this issue.
私のリポートについてコメントしていただくため田中教授に連絡を取ります
・I will contact Prof. Tanaka for his comments on my report.

Contact　名詞

「(人)と連絡を取る，接触する」という意味で「contact」を名詞として使う場合は目的語の「人」の前に前置詞「with」が必要となる。

PMDA相談のスケジュールと必要な資料を確認するため担当官のX氏に連絡を取りました
・I made a contact with Mr. X, a PMDA official, to confirm the schedule and necessary materials for the PMDA consultation.
日本は西洋と接触をして刺激を受ける必要があった
・Japan needed to stimulate contacts with the West.
私たちはお互いの連絡を密にしようと望んだ
・We wished to have better contact with each other.
学生たちの問題行動を防ぐため，親と教師はもっと緊密に接触すべきです
・Parents and teachers should have closer contact with students to prevent problematic behavior of them.
大臣は今，米国の大臣とコンタクトを取ろうとしているところです
・The minister is trying to make contact with his counterpart in the US.

Diagnose 他動詞

「diagnose」は「診断する」という他動詞で，受動態の文章のなかで「患者が主語」となる場合，「diagnosed as」の後に「having」か「with」が必要なので注意すること。

その患者は胃がんと診断されました
→ The patient was **diagnosed as** stomach cancer. ［誤］
• The patient was **diagnosed as having** stomach cancer. ［正］

肺炎の疑いがあると診断されました
• The patient was **diagnosed as possibly having** pneumonia.

彼はエイズと診断されました
• He was **diagnosed with** AIDS.

彼女は初期の乳がんであると診断されました
• She was **diagnosed with** breast cancer at an early stage.

参考
上記の場合，主語が「case（症例）」のように「人」でない場合は「having」や「with」は不要となる。

その症例は胃がんと診断されました
• The case was **diagnosed as** stomach cancer.

そのしこりはがんであると診断されました
• The lump was **diagnosed as** cancer.

病巣は悪性腫瘍と診断されました
• His lesion was **diagnosed as** malignant tumor.

Discuss 他動詞

「discuss」は「～について議論する，～を検討する」という他動詞なので「discuss」の後に「about」は不要。

私はその問題について，チームの他のメンバーと話し合いをしました
→ I **discussed** about the problem with other members of the team. ［誤］
• I **discussed** the problem with other members of the team. ［正］

この問題については次回の会議で再度話し合うということで合意しました
• We agreed to **discuss** the issue again at the next meeting.

そのグローバル企業は国際共同試験をどのように計画するか検討しました
• The global company **discussed** how to design the multinational study.

ただし，名詞の「discussion」を使う場合は後に「about」や「as to」が必要となる。

私たちはその問題について長い議論を交わしました
• We had a long **discussion about** the issue.

各症状の治療法について活発な議論が行われた
• There was a livery **discussion as to** how each symptom should be treated.

Excite 他動詞

「excite」は「興奮させる，（興味・感情・想像力などを）そそる，おこす，かきたてる」という意味の他動詞である。よく，「～にわくわくしている，～に興奮している」という意味で，現在進行形の「(be) exciting：例えば，I am exciting about ～」と言う人がいるが，それは間違いである。正しくは「(be) excited：I am excited about ～」である。その場合，「excited」は形容詞となることに注意すること。

イギリスに留学したいと思っていましたが，やっと今，時間とお金の余裕ができ，うれしくて興奮しています
→ I was anxious to study in the UK. I am really **exciting** now because I finally have enough time and money to do it. ［誤］
・I have wanted to study in the UK. Now I am really **excited** because I finally have enough time and money to do it. ［正］

私は国際的な環境で働けることに興奮しています
・I am **excited** about working in an international environment.

営業部は5月販売予定の新製品に興奮している
・The sales department is **excited** about the new product scheduled for marketing in May.

彼女は彼の贈り物に胸を躍らせています
・She is **excited** about his gift.

私たちはみな，飲んだワインで心地よく興奮していました
・We were all pleasantly **excited** by the wine we had drunk.

国中が勝利の知らせに興奮しました
・The whole country was **excited** by the news of victory

私はその報道に非常に興奮しました
・I was very **excited** by the news.

彼はその知らせを聞いて興奮しました
・He was **excited** to hear the news.

⇒以下に，「exciting」を使った例文を示す。この場合，主語は「人ではない」ことに注意すること。

それは胸を躍らせるような新しい挑戦となることでしょう
・It will be an **exciting** new challenge.

その日はとてもわくわくした一日でした
・It was an enormously **exciting** day.

彼女とその問題を議論できるなんて私にとって極めて刺激的なことです
・It is extremely **exciting** for me to be able to discuss the subject with her.

野球のどこがそんなに面白いのですか
・What is so **exciting** about baseball?

それは胸がときめくような経験でした
・It was an **exciting** experience.

Explain　他動詞

「explain」は「～について（人）に説明する」という意味の他動詞であるが，目的語である「人（誰々に）」の語の前に必ず前置詞「to」が必要であることに注意すること。

私たちは海外での現在の承認状況をPMDAに説明しました
→ We **explained** PMDA the present registration status of (drug) in foreign countries. ［誤］
・We **explained to** PMDA the present registration status of (drug) in foreign countries. ［正］

私たちは，本薬は世界10カ国以上で承認されていると担当官に説明しました
→ We **explained** the PMDA official that the drug had been approved in more than 10 countries in the world. ［誤］
・We **explained to** the PMDA official that the drug had been approved in more than 10 countries in the world. ［正］

首相は国民に日本の基本政策について率直に説明しなくてはなりません
→ The prime minister has to **explain** the public Japan's basic policy. ［誤］
・The prime minister has to **explain** Japan's basic policy **to** the public. ［正］

• The prime minister has to **explain to** the public about Japan's basic policy.［正］

私たちはPMDAに添付文書の変更点について説明を行います

• We will **explain** the revisions to the package insert **to** PMDA.

私たちは住民に教育の重要性を説明しなくてはなりません

• We have to **explain to** local residents about the importance of education.

なくなった書類について彼にどう説明するつもりですか

• How are you going to **explain to** him about the missing documents?

彼らに私たちはこれ以上滞在できないことを説明しました

• I **explained to** them that we could stay no longer.

その規則について私に説明してくれませんか

• Will you **explain** the rule **to** me?

何が起きたのか私に説明してください

• Please **explain to** me what happened.

彼はどんな期待が私たちにかけられているかを（私たちに）説明しました

• He **explained (to us)** what we were expected to do.

何から始めてどうすればよいのか（私たちに）説明してください

• Please **explain (to us)** where to begin and how to do it.

Following　形容詞

「following」を「以下の〜」や「下記の〜」という意味の**形容詞**で使う場合には，必ず前置詞「**the**」が必要になる。

以下の資料をPMDAに提出する予定です

→ We are planning to submit following documents to PMDA.［誤］

• We are planning to submit **the** following documents to PMDA.［正］

次回の会議では次の点について話し合う予定です

• We are going to discuss **the** following points at the next meeting.

日本で行われたPⅡ試験では，以下の有害事象が報告されています

• **The** following adverse events were reported in the PⅡ study conducted in Japan.

以下の人が会議に出席しました

• **The** following people attended the meeting.

Following　名詞

「the following」，つまり「下記のもの」という名詞は内容により**単数**としても，また**複数**としても使われるが，**複数**として扱った場合でも，通常「**followings**」のように「s」がつかない。**動詞**によって**単数**か**複数**かを使い分ける。

以下はPMDAに提出した書類です：単数

• The **following is** the document we submitted to PMDA.

以下はPMDAに提出した書類です：複数

• The **following are** the document**s** we submitted to PMDA.

下記の事項が決定されました：複数

• The **following have been** decided.

以下に述べるのが弊社の主なプロジェクトです：複数

• The **following are** the major projects of our company.

以下に述べるのが私の中心的研究プロジェクトです：単数

• The **following is** the major research project for me.

If　接続詞

「If」, 「もし〜ならば」という条件を表す接続詞で始まる文章では, 未来のことでも現在時制を用いる。

もしこの状態が悪化するようなら, もう一度手術をします
→If the condition **will worsen**, you will have another operation. ［誤］
・If the condition **worsens**, you will have another operation. ［正］

さらに情報が必要なら, お知らせください
・**If** you **need** more information, please let me know.

もし明日までに回答がいただけないのなら, 議決を次の会合まで延期します
・**If** you **don't answer** by tomorrow, we will postpone the decision until the next meeting.

Inform　他動詞

「inform」は「(人)に〜を知らせる」という意味の動詞で, 「〜を」という事柄の前に「of」が必要（of が抜けてしまうことがよくあるので注意すること）。

試験結果は来週お知らせします
→I will inform you the study results next week. ［誤］
・I will inform you **of** the study results next week. ［正］

彼女は両親に無事に到着したことを知らせました
・She informed her parents **of** her safe arrival.

また, 「inform」という動詞の目的語は「人」で, 知らせる事柄を直接目的語とはしない（事柄の前に必ず前置詞の「of」がついている）。したがって, 受動態にした時「人」を主語にすることはできるが, 知らせる事柄を主語にすることはできない。

会議の予定は来週お知らせいたします
→ The meeting schedule will be informed you next week. ［誤］
・We will inform **you of** the meeting schedule next week. ［能動態］［正］
・You will be informed **of** the meeting schedule next week. ［受動態］［正］

議論の結果は数日中にお知らせ致します
・**You** will be informed **of** the outcome of the discussions in a few days.

知らせる事柄を目的語にする場合は, 「advise」を使うとよい。
・The meeting schedule will be advised next week.

Meeting　名詞

「meeting」は, 「会議, 会合, 会, 集会」という意味の**名詞**で, 「〜に関しての会議」という場合, 前置詞に「for」が使われている文章を多く見かけるが, 「for」は不適当。「on」あるいは「about」が正しい。前置詞に困った時は何でも「for」を使う傾向があるが, 「〜に関して」という場合, 多くは"on", "about", "as to", "concerning", "regarding"が使われる。

私たちは日本の承認申請にその外国データが使えるか否かについて話し合いをしました
→ We had a **meeting for** the feasibility of using the foreign data in the NDA in Japan. ［誤］
・We had a **meeting on** the feasibility of using the foreign data in the NDA in Japan. ［正］
・We had a **meeting about** the feasibility of using the foreign data in the NDA in Japan. ［正］

• We had a **meeting** to discuss the feasibility of using the foreign data in the NDA in Japan.［正］

そのほかの「～に関しての会議」という例文を以下に示す。

① **meeting** が使われた例文

新製品の販売戦略についての会議を行います
• We will have a **meeting on** the strategy for marketing the new product.

本社からの代表者が次回の月例開発会議に出席します
• Delegates from the headquarter will attend the next monthly **meeting on** new product development.

先週新しいセールスキャンペーンについての会議が行われました
• There was a **meeting about** the new sales campaign last week.

ブリッジング計画について話し合うための会議が7月7日に予定されています
• A **meeting to discuss** the bridging program is scheduled for July 7.

昨日になってやっと住民説明会が行われました
• Only yesterday there was a **meeting to explain** to local residents.

② **conference** が使われた例文

「meeting」は討論・取り決めなどを目的とする会，一方「conference」は特定の問題について多くの人が意見を交換し，討議する会議の意味であ

参考

(a)「～のための会議」あるいは「～を対象にした会議」という場合には「**meeting**」の後に前置詞「**for**」が続く。

来月，日本の開発チームとグローバルのチームとの新しい協力体制の準備会議が開かれます
• Next month, there will be a preparatory **meeting for** the establishment of a new cooperation system between the Japan development team and the global team.

7月7日に調査結果の発表会を開催します
• We will have a **meeting for** announcing the results of the survey on July 7.

人事部は入社に関心のある人を対象としたミーティングを設定します
• The personnel department will arrange a **meeting for** those who are interested in joining the company.

(b)「～月～日に開催された会議」と表現する場合，以下のように単に「on」とすると，「～月～日」は「文章全体の動詞」を修飾する副詞句とも考えられ，意味があいまい，あるいは異なってしまう場合があるので注意すること。

3月3日の会議で使った資料を社長に見せました
→ I showed the president the documents used at the **meeting on** March 3.［誤］
⇒この場合「on March 3」は「showed」を修飾する副詞句として考えられ，「3月3日に行われた会議で使った資料を社長に見せました」というより，「社長には会議で使った資料を3月3日にお見せしました」という意味になってしまう。こうしたあいまいな表現を避けるためには以下のように明確にするとよい。

• I showed the president the material used at the **meeting** held on March 3.［正］
• I showed the president the material used at the **meeting** of March 3.［正］
• I showed the president the material used at the March 3 **meeting**.［正］

る。「conference」も同様に前置詞「on」，「about」，「regarding」，「concerning」を伴う。

大臣は地球環境に関する国際会議を企画することに決めました
・The minister decided to organize an international **conference about** the global environment.

明日，新しいプロジェクトを準備するための会議が開かれます
・A **conference to prepare** for the new project will be held tomorrow.

Misunderstanding 名詞
Misunderstand 他動詞

「misunderstanding」は「誤解」という意味の名詞，また「misunderstand」は「誤解する」という意味の他動詞だが，どちらも「You」を主語にして「You have a misunderstanding 〜」や「Your misunderstanding 〜」，あるいは「You misunderstood 〜」としてしまうと，相手を非難するような意味合いになってしまうため，ビジネス上の通信文の中で使うのはよくない。相手に悪い感情を持たせてしまうおそれがあるのでYouとは組み合わせて使用しないほうがよい。

あなたは日本の状況について誤解をしています
・You **have a misunderstanding** about the situation in Japan.［要注意］
⇒この場合，以下のように表現を和らげるよう心がけることが必要である。

日本の状況について誤解があるようです
・There seems a **misunderstanding** of the situation in Japan.

日本の状況について誤解があるように思います
・I think there is some **misunderstanding** of the situation in Japan.

また，上記のような文章がなくても，相手に理解をしてもらうために詳しい説明をする必要があ

ると思われる。したがって，次のように述べた上で追加の情報を提供するとよい。

日本の状況についてさらにご理解いただくために，詳しい情報を提供させていただきたいと思います
・We would like to provide you with detailed information on the Japanese situation as follows, for your further **understanding**.

日本の状況について誤解を避けるため，詳しい情報を提供させていただきたいと思います
・In order to avoid **misunderstanding**, we would like to provide you with detailed information on the Japanese situation as follows：

以下に，注意が必要な例文を併記する。

あなたはこの前のメールでお知らせしました当社の意図に関して誤解をしています
・You **misunderstood** our intention indicated in the previous e-mail.［要注意］

この前のメールでお知らせしました当社の意図に関して誤解があるようです
・There seems a **misunderstanding** of our intention indicated in the previous e-mail.

この前のメールでお知らせしました当社の意図に関して誤解があるように思います
・I think there is some **misunderstanding** of our intention indicated in the previous e-mail.

当社の意図についてさらにご理解いただくために，詳しい説明をさせていただきたいと思います
・We would like to provide you with detailed explanations on our intension as follows, for your further **understanding**.

当社の意図について誤解を避けるため，詳しい説明をさせていただきたいと思います

・In order to avoid **misunderstanding**, we would like to provide you with detailed explanations on our situation as follows：

Negotiate　自動詞

「negotiate」を「交渉する」という意味に使う場合は**自動詞**で，《動詞＋目的語＋to do》の文型は使えないことに注意すること。
⇒前置詞は「**with**」で「～（人）と」，「**for**」で「～を求めて」，また「～について，関して」は「**on**」または「**about**」が使われる。

A社に対し，書類を弊社に引き渡すよう交渉しました
→We **negotiated with** A Company to transfer the documents to our company. ［誤］
・We **negotiated with** A Company **for** transfer of the documents to our company. ［正］
・We **negotiated with** A Company to have the documents transferred to our company. ［正］【この場合「have」は使役動詞】

もっと速く承認申請を審査していただくようPMDAと交渉しました
→We **negotiated with** PMDA to review our NDA much faster. ［誤］
・We **negotiated with** PMDA for much faster review of our NDA. ［正］
・We **negotiated with** PMDA to have our NDA reviewed much faster. ［正］【「have」は使役動詞】

「negotiate」を使った例文
　以下に「negotiate」を使った例文を示す。

A社に対し弊社の臨床試験に使用する対照薬を提供するよう交渉しました
・We **negotiated** with A Company **for** provision of the comparator for use in our clinical study.

彼らは労働条件改善を求めて経営者側と交渉しました
・They **negotiated** with the management **for** an improvement in working conditions.

私たちは厳密な条件についてなお交渉中です
・We are still **negotiating about** the exact terms.

Occur　自動詞

「occur」は「事が起こる，生じる，発現する」という意味の**自動詞**なので目的語をとらない。したがって，「（有害事象あるいは副作用）を発生した」あるいは「～が発現した」という文章で，occurを使う場合，「有害事象あるいは副作用を主語とする」が，「人や患者を主語としない」ことに注意すること。

36人の患者に以下の有害事象が認められました［発現しました］
→36 patients **occurred** the following adverse events. ［誤］
・The following adverse events **occurred** in 36 patients. ［正］
・The following adverse events were noted in 36 patients. ［正］
・36 patients developed the following adverse events. ［正］

Overseas　形容詞

「overseas」を「外国で」という意味で使う場合，「**in overseas**」だけでは「外国で」の意味にならない。「overseas」は**形容詞**なので「overseas」の後に「**country**」が必要。

その第3相試験は外国で行われました
→ The Phase III study was conducted in overseas.［誤］
• The Phase III study was conducted in an overseas country.［正］

その会社は製品を外国に輸出しています
→ The company is exporting the products to overseas.［誤］
• The company is exporting the products to overseas countries.［正］

ただし，「外国から」という意味で「from overseas」とするのは正しく，「overseas」の後に「country」を伴わなくてもよい。

その海外データは日本の承認申請に利用できません
• The data from overseas cannot be used for the NDA in Japan.［正］

私たちは機械を外国から直接購入します
• We purchase machines directly from overseas.［正］

また，「overseas」を「外国で」という副詞に使う場合は，前置詞の「in」や「to」は不要。

GCP査察は外国で行われました
• The GCP inspection was conducted overseas.［正］

私の弟は仕事を探しに外国に行ってしまいました
• My brother has gone overseas to find a job.［正］

Present　他動詞

「present」は，「プレゼンテーションを行う」という直接の意味にはならない。ただし，「〜について紹介する，示す，発表する」という意味の動詞として使うことができる。名詞のpresentationと動詞のpresentを適切に使い分けるとよい。以下に，例文を示す。

その教授は，ロンドンで開かれた会議で水資源に関する論文を発表しました
• The professor presented a paper on water resources at the congress held in London.

彼はたくさんの論文を学会に発表しました
• He presented many monographs to the academy.

私は試験結果を会議で発表するつもりです
• I will present the findings of the study at the meeting.

議長はこれまでの議論について中間報告を行いました（発表しました）
• The chairperson presented an interim report on the discussion thus far among the committee members.

そのシンガーソングライターは新曲を発表しました
• The singer-songwriter presented a new song to the public.

Presentation　名詞

「presentation」は「プレゼンテーション，発表，説明」という意味の名詞で，日本語でも「プレゼンテーション」あるいは「プレゼン」というようにそのまま使われている。「〜についてプレゼンテーションを行う，プレゼンする」という場合，名詞のpresentationをそのまま使うことができる。

日本の状況についてプレゼンテーションを行います
→ I will present about the Japanese situation.［誤］
• I will make a presentation of the Japanese situation.［正］
　以下に，例文を示す。

彼は18世紀の建築についてプレゼンテーションを行いました
• He gave a presentation on 18th-century architecture.

私はアメリカの市場に関するプレゼンの準備をしています
• I am preparing a **presentation** on the market in the US.

私は自分ならどのように任務の目的を達成するかについてプレゼンテーションを行いました
• I gave a **presentation** of how I would achieve the goal of the mission.

これが今日のプレゼン用の書類です。プレゼンは1時から始まります
• Here are the documents for today's **presentation** which will start at 1 o'clock.

8月1日にプレゼンをする予定です
• My **presentation** is scheduled for August 1.

この国際会議でプレゼンテーションをさせていただくことを光栄に思います
• I have the honor of making a **presentation** at this international conference.

彼女は取締役会へのプレゼンテーションを行いました
• She made a **presentation** to the board.

たくさんの聴衆の前で効果的なプレゼンテーションをするのは難しいです
• It is difficult to make an effective **presentation** in front of a large audience.

私はパワーポイントを使ってプレゼンテーションを行いました
• I made a **presentation** in Power Point.

ディレクターの発表では多くのスライドが使われました
• Many slides were used in a **presentation** by the executive director.

Proceed　自動詞

「proceed」は，**自動詞**なので「〜に進む，〜を進める，〜に着手する」という意味の場合は目的語の名詞の前に前置詞「**to**」を伴う。また，「〜を続ける」という意味の場合は前置詞「**with**」を伴う。

マネジメントはこのプロジェクトへの資源の分配を進めることに同意しました
→ The management agreed to **proceed** resource allocation to this project. [誤]
• The management agreed to **proceed to** resource allocation for this project. [正]
• The management agreed that we should **proceed to** resource allocation for this project. [正]

⇒「**to**」を使った例文を，次に示す。

プロジェクトの第2段階に進めるには，承認が必要です
• We need an authorization to **proceed to** the phase II of this project.

私たちはPMDAとの話し合いを進めていきます
• We will **proceed to** the negotiations with PMDA.

それでは次のご講演に移ります
• We will now **proceed** [go on, move on, pass on] **to** the next speaker [paper].

⇒「**with**」を使った例文を示す。

開発計画を引き続き進めよう
• Let's **proceed with** the development plan.

どうぞお話を続けてください
• Please **proceed with** your story.

警察は捜査を(続行)進めるために捜査令状を待ちました
• The police waited for a search warrant to **proceed with** their investigation.

proceedの最初の例題にあげた「マネジメントは資源の分配を進めることに同意した」と同じ意味で，以下にproceedを使わない例文を示す。
• The management agreed to allocate the resources to this project.
• The management agreed to start resource allocation for this project.
• The management agreed to resource allocation for this project.

Promote 他動詞

「promote」は「〜を促進する」という意味の**他動詞**でビジネスの世界でよく使われる動詞であるが，場合によってはマーケティング上の「販売促進」と直接結び付いた意図で理解されることが多いので，注意が必要である。

弊社は今後，医薬品の適正使用を促進していくつもりです
- Our company intends to **promote** proper use of drugs in the future. [要注意]

⇒この場合，本来の意図に反して「医薬品の適正使用を通して，売り上げを促進するつもりです」と理解されてしまうことがある。本来の意味にするには，「support（支援する）」あるいは「encourage（奨励する）」に置き換えたほうがよい。

弊社は今後，医薬品の適正使用を支援していくつもりです
- Our company intends to **support** proper use of drugs in the future.

以下，注意が必要な例文を併記する。

弊社は世界中で環境に優しい製品の普及を促進します
- Our company **promotes** the spread of ecological products around the world. [要注意]

弊社は世界中で環境に優しい製品の普及を支援します
- Our company **supports** the spread of ecological products around the world.

彼らは小型車向けのエアバッグの販売を促進する予定です
- They are planning to **promote** air-bags in small cars.

彼らは小型車にエアバッグを装備することを奨励する予定です
- They are planning to **encourage** air-bags in small cars.

Propose 他動詞

「propose」を「計画・動議などを〜（人）に提案する，発議する，申し込む」という意味の**他動詞**として使う場合，「〜に」に該当する「人」を直接目的語としない（計画・動議などが直接の目的語になる）。したがって，「人」を受動態の主語にすることはできない。

PMDAから私たちへ医薬品部会への資料に上記情報を追記するようにとの提案がありました
→ We were **proposed** by PMDA to include the above information additionally as a material of the Committee On Drugs. [誤]
- PMDA **proposed** that we (should) include the above information additionally in the material for the Committee On Drugs. [正]
- PMDA **proposed** to us that the above information (should) be included in the material for the Committee On Drugs. [正]

彼は私たちに新しい計画を提案しました
- He **proposed** a new plan to us.

グローバルチームは日本でできるだけ早く承認を得るための戦略を種々提案してきました
- The global team **proposed** various strategies for obtaining NDA approval earliest possible in Japan.

私はそこで一休みしようと提案しました
- I **proposed** taking a rest there.

彼は6時に出発することを提案しました
- He **proposed** our starting at 6 a.m.

私はその重大問題を倫理委員会で直ちに討議するよう提案したいと思います
• I would like to **propose** to discuss the critical issue at the Institutional Review Board immediately.

そこが会合の場所として提案されました
• It was **proposed** as the place for the meeting.

⇒ただし,「propose」を「(人)を〜に推薦する・指名する」という意味に使う場合には,以下のように「人」を直接目的語とすることができる。

私はミラー氏を会長に推薦しました
• I **proposed** Mr. Miller for president.

ミラー氏が会長に指名されました
• Mr. Miller has been **proposed** as president.

Recover 自動詞

「recover」を「〜から立ち直る,回復する,正常な状態に戻る」という意味に使う場合は**自動詞**で,あとに前置詞「**from**」が続く。この場合,主語は「患者や人」であり,「疾患,副作用,有害事象」等ではないことに注意すること。

患者は投薬中止後,その有害事象から回復しました
→ The adverse event **recovered** after discontinuation of the drug.［誤］
• The patient **recovered** from the adverse event after discontinuation of the drug.［正］
• The patient made a good **recovery from** the adverse event.［正］

(a)「患者や人」が主語で自動詞「recover」を使った例文

彼女は風邪から回復しつつあります
• She is **recovering from** her cold.

彼は重病から回復しました
• He has **recovered from** a severe illness.

患者は脳卒中からめきめきと回復しました
• The patient **recovered from** cerebral stroke with remarkable speed.

彼は不安うつ病からすっかり回復しました
• He completely **recovered from** anxiety depression.

(b)「患者や人」が主語で名詞「recovery」を使った例文

患者は潰瘍から急速に回復しています
• The patient is making rapid **recovery from** ulcer.

彼女は手術からすっかり回復しました
• She made a good **recovery from** the operation.

(c)「疾患,副作用,有害事象,症状」が主語の場合の例文

たいていの副作用はしばらくすればなくなります
• Most adverse reactions **go away** after a short time.（自動詞）

赤ちゃんの発疹は数日間治りませんでした
• The baby's rash did not **go away** for several days.（自動詞）

痛みはすぐに消えるでしょう
• The pain will **go away** soon.（自動詞）

痛みが消えました
• The pain is **gone**.（自動詞）

彼の病気はじきに治るでしょう
• His illness will soon **pass away**.（自動詞）

炎症が治まりました
• The inflammation **subsided**.（自動詞）

痛みが治まりました
• The pain **subsided**.（自動詞）

症状が静まりました
• The symptoms have **subsided**.（自動詞）

ほとんどの場合，症状は治療後4～6週間で消失します
- These symptoms usually **resolve** after 4 to 6 weeks of treatment（自動詞）

反射性血管収縮神経反応は4.5～5秒以内に消失しました
- A reflex vasoconstrictor response **disappeared** within 4.5 to 5 sec.（自動詞）

その傷はいまだに完治しません
- The wound has not yet fully **healed**.（自動詞）

発疹は薬剤投与を続けている間でも消失することがあります
- The rash may **clear up** even while administration of the drug is continued.（自動詞）

患者の全身症状は改善しました
- The patient's systemic condition has **improved**.（自動詞）

抗生物質による治療で病状は著しくよくなりました
- The condition was markedly **improved** by the treatment with antibiotics.（他動詞）

投与を中止すると症状は急速に改善し，2日間のうちに消失しました
- When the drug was discontinued, the symptoms **improved** rapidly and disappeared in 2 days.（自動詞）

その病気は完全に治癒しました
- The disease has been completely **cured**.（他動詞）

早期のがんなら手術により治癒が可能です
- Early cancers can be **cured** with surgery.（他動詞）

不眠は睡眠薬，特にベンゾジアゼピンによって一次的に軽減することができます
- Insomnia can be **relieved** temporarily by sleeping pills, especially, bezodiazepines.（他動詞）

頭痛はアスピリンの投与により軽減します
- Headaches are **relieved** by aspirin.（他動詞）

溶血性貧血と脾機能亢進症の併発は脾臓摘出術により劇的に軽減されることがあります
- Complicating hemolytic anemia and hypersplenism may be dramatically **relieved** by splenectomy.（他動詞）

痛みは冷湿布により和らぐことがよくあります
- Pain is often **alleviated** with cold compresses.（他動詞）

呼吸器疾患は酸素吸入療法により緩和することがあります
- Respiratory ailments may be **alleviated** by oxygen inhalation therapy.（他動詞）

頭痛が少し軽減しました
- The headache was **lessened** to some extent.（他動詞）

彼の視力は一部回復しました
- His sight has been partially **restored**.（他動詞）

Recur　自動詞

「recur」は，事件や問題あるいは病気等が「再発する，再び起こる」という意味の**自動詞**で，主語は「事件や問題」あるいは「疾患，副作用，有害事象」等であり，目的語をとらない。

被験者は初期治療で見られた有害事象を再発しました

[被験者が主語の能動態]
→ The subject **recurred** the adverse event that was observed in the initial treatment.［誤］
- The subject **had/experienced/faced a recurrence** of the adverse event that was observed in the initial treatment.［正］

[Adverse event（AE）が主語の能動態]
- The adverse event observed in the initial treatment **recurred** in the subject.［正］

> **参考**
>
> 「occur」も「事が起こる，生じる，発現する」という意味の**自動詞**で目的語をとらない。したがって，「(有害事象あるいは副作用)を発生した」あるいは「～が発現した」という文章で「occur」を使う場合，「有害事象あるいは副作用」は主語となるが，「人や患者」は主語とならないことに注意すること。
>
> **36人の患者に以下の有害事象が認められました／発現しました**
> → 36 patients **occurred** the following adverse events. [誤]
> ・The following adverse events **occurred** in 36 patients. [正]
> ・The following adverse events **were noted** in 36 patients. [正]
> ・36 patients **developed** the following adverse events. [正]
>
> 　以上は第2章で「**Adverse Events (AE) (有害事象), Adverse Drug Reaction (ADR) (副作用)**, 疾患，症状等に伴ってよく使われる動詞」という表題で詳しく解説しているので，併せて参照いただきたい。
> 　そのほかの「再発」に関する例文を以下に示す。
> ①**自動詞の recur を使った例文**
> **その有害事象は比較的低い用量で再発しました**
> ・The adverse reaction **recurred with** relatively low doses of this drug.
>
> **以下の有害事象が36症例に再発したとの報告があります**
> ・It is reported that the following adverse events **recurred** in 36 patients.
> **この状態が再発するようだったら，もう一度手術をします**
> ・If the condition **recurs**, you will have another operation.
>
> ②**名詞の recurrence を使った例文**
> **がんが再発する危険性を下げるため，可能なあらゆる対策をとる必要があります**
> ・We need to take possible measures to lower the risk of **recurrence** of cancer.
> **熱性けいれんの小児の約10％は3回以上の再発を繰り返します**
> ・About 10% of children with febrile seizures have three or more **recurrences**.
>
> ③**形容詞の recurrent を使った例文**
> **彼は気管支がんを再発しました**
> ・He developed **recurrent** bronchus cancer.
> **虚血の再発での再入院を減少させるため，努力が払われました**
> ・Efforts were made to reduce the rate of rehospitalization for **recurrent** ischemia.

・The adverse event observed in the initial treatment **developed/appeared again** in the subject. [正]
[AE が主語の受動態]
・The adverse event observed in the initial treatment was **again reported/noted/observed/seen** in the subject. [正]

Reply　自動詞

　「reply」という「質問などに答える，回答する，返事をする」という意味の動詞は**自動詞**なので目的語の前に前置詞「**to**」が必要。また「人に対して答える」という意味はないので「人」や「人に相当する」語を直接目的語にすることはできない。

10月の末までにPMDAの照会事項に回答しなくてはなりません

→ We have to **reply** the PMDA query by the end of October. ［誤］

• We have to **reply to** the PMDA query by the end of October. ［正］

あなたのe-mailに対して明日返事をします

• I will **reply to** your e-mail tomorrow. ［正］

10月末までにPMDAに回答しなくてはなりません

→ We have to **reply** PMDA by the end of October. ［誤］

→ We have to **reply** to PMDA by the end of October. ［誤］

We have to **answer** PMDA by the end of October. ［正］

Same　形容詞

「same」は「同じ」という意味の**形容詞**で、その前には必ず「the」が必要。

日本人のデータは白人のデータとほぼ同様であった

→ The data on Japanese were almost **same** as those on Caucasians. ［誤］

• The data on Japanese were almost **the same** as those on Caucasians. ［正］

本剤による消化器障害の発現率は日本人と白人とでほぼ同じであった

• The incidence of gastrointestinal disorders caused by (drug) was almost **the same** between Japanese and Caucasians.

• The incidence of gastrointestinal disorders caused by (drug) in Japanese was almost **the same** as that in Caucasians.

他の改革計画についても同じことが言えます

• **The same** can be said for other reform programs.

同様の不況が世界中で起こりつつあります

• **The same** recession is happening all around the world.

中国の状況はこの国とまったく同様です

• The situation in the China is really **the same** as here.

Schedule　他動詞

「schedule」を「〜日に（開催が）予定されている」という意味の動詞で使う場合，「〜日」の前の前置詞は「for」が正しい。「on」は誤り。

会議は12月1日に予定されています

→ The meeting is scheduled **on** December 1. ［誤］

• The meeting is scheduled **for** December 1. ［正］

A社とX社の次回ミーティングは，12月20日に行うことになっています

• The next meeting between A and X is scheduled **for** December 20.

次の総会は，9月1日の木曜日に予定されています

• The next convention is scheduled **for** Thursday September 1.

選挙は6月5日に予定されています

• The election is scheduled **for** June 5.

ただし，「会議の予定は12月1日に立てられました」という意味であれば，「〜日」の前の前置詞は「on」でよい。

⇒ The meeting was scheduled **on** December 1.

したがって，例えば「NDAは**7月15日に開催が予定されている特別部会**に回されました」という場合，以下のように書くと，「NDAは**特別部会に7月15日に回されました**」という意味になってしまい，本来の意味から外れてしまう。すなわち，この文の中に特別部会の開催日は書かれていないことになる。

→ The NDA was forwarded to the Committee on Drugs **on** July 15. ［誤］

正しくは，以下のように書かなくてはならない。

NDAは7月15日に開催が予定されている特別部会に回されました
- The NDA was forwarded to **the Committee on Drugs scheduled for July 15.**［正］

上記，scheduleのほかに，fix，plan，arrangeの動詞を使う場合でも，前置詞は「for」が正しい。
- The meeting was fixed/planned/arranged **for** December 15.

ただし，scheduledの後に「to不定詞」の「～日に開催されることが」という意味の「to be held」や「to start」が続く場合は，以下のように「～日」の前の前置詞は「on」になるので注意が必要である。

次回ミーティングは12月15日に開催される予定です
- The next meeting is scheduled to be held **on** December 15.

試験は10月15日に開始される予定です
- The trial is scheduled to start **on** October 15.

Submit 他動詞

「submit」を「何々を～へ提出する」という意味の動詞で使う場合，「～へ」の前に前置詞「to」が必要になる（「give」のように目的語を2つとらないことに注意する）。

以下の書類を12月1日にPMDAに提出した
→ We submitted PMDA the following documents on December 1.［誤］
- We submitted the following documents **to** PMDA on December 1.［正］

7月1日にXXの承認申請を行いました
- We submitted the XX (drug name) NDA **to** the authorities on July 1.

動議は議会に提出されました
- The motion was submitted **to** the council.

Suggest 他動詞

「suggest」を「～をするよう提案する」という意味で使う場合，他動詞ではあるが「recommend」や「advise」，「instruct」，「request」，「ask」等のように《動詞＋目的語＋to do》の文型は使えないことに注意すること。

PMDA（総合機構）は定量分析のデータを提出してはどうかと言いました［提出するよう提案しました］
→ PMDA **suggested** us to submit the quantitative assay data.［誤］
- PMDA **suggested (to us)** that we (should) submit the quantitative assay data.［正］
- PMDA **suggested** our submitting the quantitative assay data.［正］

「suggest」を使った例文
以下に「suggest」を使った例文を示す。

彼は新しい議事手続きを委員会に提案しました
- He **suggested** new procedures to the committee.

私たちはまったく違う戦略を取るよう提案されています
- It has been **suggested** that a completely different strategy (should) be adopted.

彼女はその会議に出席してはどうかと提案しました
- She **suggested** (to me) that we (should) participate in the conference.
- She suggested participating in the conference.

彼は私にその車を売ってはどうかと言いました
- He **suggested** my selling the car.

彼に，夕食の前に一休みしてはどうかと提案しました
- I **suggested** his resting before the evening meal.

カウンセラーは彼女の精神をリラックスさせるために深呼吸の練習を提案しました
- The counselor **suggested** deep breathing exercises to relax her mind.

Therefore　副詞

「therefore」は，「したがって，それゆえ，その理由で」という意味の**副詞**だが，推論の正確さを意味し，特に学術論文にはよく用いられる。また，法律や数学など，形式張った文章に用いられる。あらたまった印象があり，強調する際にも用いられる。例えば，デカルトの言葉「われ思う，ゆえにわれあり」は"I think, therefore I am."となる。しかし，通常の通信文では，大げさな表現になってしまうことが多いので，使い方に注意が必要である。

最初の試みは失敗に終わりました。ゆえにその問題へのアプローチ（取り組み方）を変更しました
- Our first attempt ended in failure. **Therefore**, we revised our approach to the problem.

「therefore」は本来大げさな表現であるが，上記の文章でThereforeの後ろにコンマを付けて区切ると，さらに一段と大げさに聞こえてしまう。そこで，トーンを下げる意味で，以下のようにコンマを省くといくらか大げさではなくなる。
- Our first attempt ended in failure. **Therefore** we revised our approach to the problem.

それでもまだ大げさな感じが否めないので，それを目立たないようにするには，thereforeをセンテンスの中に入れて大げさな感じを隠すとよい。

- Our first attempt ended in failure. We **therefore** revised our approach to the problem.

または，以下のように他の接続詞を使うとよい。
- **Since** our first attempt ended in failure, we revised our approach to the problem.
- We revised our approach to the problem, **since** our first attempt ended in failure.
- We revised our approach to the problem, **because** our first attempt ended in failure.
- Our first attempt ended in failure, **so** we revised our approach to the problem.

「分詞構文」を使用して，下記のように表すこともできる。
- Our first attempt **having ended** in failure, we revised our approach to the problem.

⇒上記の例文で，「so」は，軽く「だから」という程度で，日常会話にはよく使われるが，論文には使わないほうがよい。「so」の代わりに一方の節に「since」や「because」を使うとよい。以下に，thereforeを文章の中に入れて大げさになるのを避けている例文を示す。

これには署名も日付もなく，したがって証拠文書とはならない
- This is neither signed nor dated and is **therefore** not probative document.

したがって，「使用上の注意」の項を熟読しておくことが重要です
- It is **therefore** important to carefully review the "Precautions" section.

また，thereforeより形式張っていない副詞として，「**accordingly**：（前に述べたところに）したがって」や「**consequently**：（前に述べたところの）結果」があげられる。以下に例文を示す。

彼らは，その件を戦略的に重要な問題と考え，したがって議題に入れることにしました
- They viewed it as a strategically important issue and decided to include it in the agenda **accordingly**.

彼女があなたを薦めてくれたので，あなたにその仕事をお願いします
- She recommended you. **Accordingly**, we offer you the job.

大量の雨が降ったので，そのため貯水池はいっぱいになりました
- There has been a great deal of rain and **consequently** the reservoirs are full.

その商品の品質は高いです。したがって値段も高いです
- The article is of fine quality, and **consequently** the price is high.

This　形容詞

「this」が「この…，今…」という形容詞として時を表す名詞を伴う場合，「this」の前に前置詞「in」は不要。

回答はこの10月にPMDAに提出します
→ We will submit our answers to PMDA **in this** October.　[誤]
- We will submit our answers to PMDA **this** October.　[正]

また，以下の時を示す名詞を伴って副詞句とする場合にも「in」は不要。
この〜月：this January/February/March/April/May/June/July/August/September/October/November/December
今朝：this morning, 今日の午後：this afternoon, 今日の夕方：this evening, 今週：this week, 今月：this month, 今年：this year

第1相試験は今週始まります
- The Phase I study will start **this week**.

今月はマーケットシェアが順調に伸びた
- The market share steadily increased **this month**.

今年はさまざまな変化があるだろう
- There will be many changes **this year**.

Under　前置詞

「under」という前置詞を「〜中である」という意味で使う場合，「〜は」に当たる主語に注意が必要である。「under」の後に続く語によっては「人」や「人に相当する語」を主語にできない場合がある。また，「〜中である」という意味で「under〜」を使えない場合もある。

(1) 準備中

「〜を準備中である」という意味で「under preparation」とするのは間違い。

私たちはPMDAへの治験届の提出に向けて準備中です
→ We are now **under preparation** for submission of a clinical trial plan notification (CTPN) to PMDA.　[誤]

「準備中である」という意味では，以下の文章が正しい。
- We are now **preparing for** submission of a CTPN to PMDA.　[正]
- A CTPN is now being **prepared for** submission to PMDA.　[正]
- Submission of a CTPN is being **prepared**.　[正]
- **Preparation for** submission of a CTPN is under way/in progress.　[正]

「under」という前置詞を，「〜中である」という意味で使った例文を以下に解説する。

(2) 検討中

この意味で使用する場合は，以下のように「under」の後に，「consideration」，「discussion」，「investigation」，「review」，「study」な

どが続く。このうち「**investigation**」以外は「人」や「人に相当する語」を主語にできないので注意すること。

その計画は現在PMDAで検討中です
- The plan is now **under** consideration by PMDA.

この件に関しては，現在検討中です
- This issue is **under** consideration.

現在協議中の新しいプロジェクトがあります
- There are new projects currently **under** discussion.

その問題はいまだに審議中です
- The questions are still **under** discussion.

その事故の原因は目下究明中です
- The cause of the accident is **under** investigation.

その件は今調査中です
- The matter is **under** investigation.

商取引に関する規制の改定が目下検討されています
- Changes in regulations concerning business transactions are **under** review.

いろいろな化合物が研究されています
- A variety of compounds are **under** study.

今や環境問題が研究対象になっています
- Now environmental issues are **under** study.

(3) 修理中

「修理中」という意味の「**under repair**」の場合も，当然「人」や「人に相当する語」を主語にできない。

道路は修理中です
- The road is **under repair**.

グランドは改修中です
- The ground is **under repair**.

家はまだ修理中です
- Houses are **under repair**.

参考

私たちは準備に忙しい
- We are **in** active **preparation**.

その本はマクミラン・プレス社で出版準備中です
- The book is **in preparation** at the Macmillan Press.

新しい病院の計画が今準備中です
- Plans for the new hospital are now **in preparation**.

⇒上記の例文が示すように「under preparation」ではなく，「(be) in preparation」であることに注意すること。

また，「in preparation」は通常「**in preparation for**」という熟語として「〜に備えて，〜の準備ができて，〜の用意に，〜に向けて，〜を控えて」という意味で以下のように使われる。

1月12日に行われる会議の準備としてこの書類を作成しましたので，出席者はご覧の上，追加・変更すべき点がございましたらご連絡ください
- **In preparation for** our meeting to be held on January 12, I have drafted this document as a preview of the attendees. Kindly review and notify me if there are any additions or changes that are not covered here.

彼はフランスへの旅の準備のためにすべてのガイドブックを読みました
- **In preparation for** a journey to France, he had read every guidebook.

政府は生物テロに備えて薬やワクチンを蓄えました
- The government stored medicines and vaccines **in preparation for** any acts of bioterrorism.

(4) 工事中

「工事中」という意味の「under construction」も，当然「人」や「人に相当する語」を主語としない。

その橋は昨年から建設中です
- The building has been under construction since last year.

私たちの学校の校舎は，半分がまだ建設中です
- Half of our school building is still under construction.

成功への道はいつも険しいです
- The road to success is always under construction.

(5) 〜の支配下で，〜に制御されて

この意味で「under control」が使われるが，この場合は以下の例文のように「人」や「人に相当する語」も，「事柄」もどちらも主語にすることができる。

学生全体がよく統制されている
- The student body is well under control.

インフレは十分に抑えられている
- Inflation has been pretty much under control.

火事は鎮火されました
- The fire was come under control.

ぜんそく発作を抑えるための治療が必要です
- Treatments to get asthma attacks under control are needed.

万事がうまくいっている
- Everything is under control.

感染は収まっている
- The infection is under control.

(6) 治療中

「治療中」という意味では「under treatment」，「under medical care」，「under doctor」，「under the doctor's watch」などが使われるが，この場合は「人」が主語となる。

彼は胃潰瘍の治療を受けています
- He is under treatment for a stomach ulcer.

彼女はまだ入院して治療を受けています
- She is under medical treatment in the hospital.

彼女は今精密な医療を受けています
- She is under strict medical care.

彼は肺炎で加療中です
- He is under the doctor for pneumonia at the hospital.

私はまだ医師に診てもらっています／まだ治療中です
- I am still under the doctor's watch.

(7) プレッシャーを受けて，重圧の中で（苦しんで）

この意味で「under pressure」が使われるが，この場合は「人」や「人に相当する語」が主語になる。

私は仕事で大変なプレッシャーを抱えています
- I have been under a lot of pressure at work.

委員会のメンバーに退陣への圧力がかかってきました
- The committee members came under pressure to resign.

彼は重圧につぶされやすい傾向にあります
- He is prone to break down under pressure.

その実験は損失の重圧ゆえに放棄されました
- The experiments were abandoned under pressure of losses.

(8) 〜という印象である，〜だとばかり思って

この意味で「under the impression that〜」が使われるが，この場合も「人」や「人に相当する語」が主語となる。

彼は私が言っていることが理解できないという感じでした
- I was **under the impression that** he didn't understand what I was saying.

私が受けた印象では，彼は英語がわからないという感じでした
- I was **under the impression that** he didn't understand English.

私が受けた印象では，彼女は私のことをあまり好きではないようでした
- I was **under the impression that** she didn't like me very much.

> **参考**
>
> 「under ~」は，このほか「~の下に・で」という意味で，後に続く語によって数多くの意味で使われる。その一部を以下に示す。
> - under a new system（新しいシステムの下に）
> - under a policy of ~（~の政策の下に）
> - under a new plan（新しい計画の下に）
> - under the direction of ~（~の指導を受けて）
> - under a careful management（周到な管理の下で）
> - under a different reason（別の理由を付けて）
> - under a generally stable political situation（おおむね安定した政治状況の下に）
> - under a given set of conditions（ある条件下で）
> - under a law-enforcement policy（法の施行の下で）

Unlike, Unlikely　形容詞

「unlike」も「unlikely」も同じ**形容詞**で，形（スペル）は似ているが意味はまったく違う。「unlike」は「同じでない，違った，似ていない」という意味で，「unlikely」は「ありそうもない」という意味になる。

10月末まで照会事項が出される見込みがありません
→ It is **unlike** to receive PMDA queries until end October.　[誤]
- It is **unlikely** that we will receive PMDA queries by the end of October.　[正]
- It is **likely** that we will **not** receive PMDA queries by the end of October.　[正]
- It is **less likely** that we will receive PMDA queries by the end of October.　[正]
- We **will not** receive PMDA queries by the end of October.　[正]
- It is **hardly possible** that we will receive PMDA queries by the end of October.　[正]

① 「unlike」の使用例

彼女は私が今までに会った人の誰にも似ていない
- She is **unlike** anyone I have ever met before.

その写真はまったく彼に似ていない
- The picture is quite **unlike** him.

② 「unlikely」の使用例

彼女は時間通りに着きそうにもありません
- It is **unlikely** that she will arrive on time.

今月中にそのNDAの承認を得る可能性は極めて低い
- It is **highly unlikely** that we will obtain approval of the NDA within this month.

Until　前置詞

「until」は「by」同様，ある期間の終わりを示す**前置詞**として使う場合，「動作・状態の継続」を表し，「~までずっと」あるいは「~に至るまでずっと」という意味である。

⇒ 「until」は「till」と書き換え可能であるが，「till」よりは少し重い感じで米国では「until」のほうがよく使われる傾向がある。

今日は夜9時まで(ずっと)会社にいなくてはなりません
- Today I have to be in the office **until** 9:00 p.m.

私たちは深夜12時過ぎまで(ずっと)議論を続けた
- We continued discussions **until** the early hours of the morning.

私は6:00 p.m. まで(ずっと)待っています
- I will wait for you **until** 6:00 p.m.

この契約書は追って通知があるまで有効です
- This contract shall be in force **until** further notice.

被験者の募集は今月末まで行われます
- Subjects for this clinical study will be recruited **until** the end of this month.

その試験は来月初めに開始され,今年度末まで続きます
- The study will start early next month and continue **until** the end of this year.

Use 名詞

「use」を前置詞「in」とともに「in use」として「使用中」という意味の熟語として使う場合,「人」を主語にすることはできない。

その患者にはA剤とB剤が併用されています
→ The patient is in **concomitant use** of A Drug with B Drug. [誤]
- The patient is **using** A Drug **concomitantly** with B Drug. [正]
- The patient is **using** A Drug and B Drug **concomitantly**. [正]
- A Drug is being **used concomitantly** with B Drug **in** the patient. [正]
- A Drug and B Drug are being **used concomitantly in** the patient. [正]
- The patient is **using** A Drug **concurrently** with B Drug. [正]
- The patient is **using** A Drug and B Drug **concurrently**. [正]
- A Drug is being **used concurrently** with B Drug in the patient. [正]
- A Drug and B Drug are being **used concurrently** in the patient. [正]
- The patient is **using** A Drug **in combination** with B Drug. [正]
- A Drug and B Drug are being **used in combination** in the patient. [正]
- A Drug and B Drug are being **coadministered** to the patient. [正]
- A Drug is being **coadministered** with B Drug in the patient. [正]

⇒以下に「**in use** 使用中」を使った例文を示す。主語が「人」でないことに注意すること。

それは現在鎮痛剤として広く使われています
- It is **in** wide **use** as an analgesic.

内視鏡は消化管疾患の診断用に広く普及しました
- Endoscopes have been **in** wide **use** for diagnosis of gastrointestinal disorders.

このリストには日本語の中でよく使われる外来語が載っています
- This list shows the foreign words **in** constant **use** in Japanese.

時代劇中のそうしたせりふは,現在では通常もう使われません
- Such lines in historical films are no longer **in** common **use**.

「per cent」も「percent」も両方,現在英語として使われています
- Both "per cent" and "percent" are **in** current **use**.

これらの医療用具は広く一般に用いられています
- These medical devices are **in** general **use**.

そのコンピュータは現在使用中です
- That computer is **in use** right now.

これらの引用句やことわざは現在も常用されています
- These quotations and sayings are still in daily modern use.

Visit　他動詞

「visit」を「〜へ訪問する」という意味の動詞で使う場合，「visit」の後に「to」は不要である。

今日PMDAに行き，以下の資料を提出しました
→ Today we **visited to** PMDA to submit the following material.［誤］
- Today we **visited** PMDA to submit the following material.［正］

彼は1年に1回，ロンドンに出張します
- He **visits** London once a year on business.

私たちは，審査状況を確かめるためによく担当官を訪ねます
- We often **visit** a PMDA official to confirm the progress of the NDA review.

ただし，「visit」を「訪問」という名詞で使う場合は，「visit」の後に「to」が必要になる。

私たちは，審査状況を確かめるためにPMDAに行くことを計画しました
- We planned a **visit to** PMDA to confirm the progress of the NDA review.

ニューヨークは初めて来ました
- This is my first **visit to** New York.

最近ニューヨークを訪れた際，あなたにお目にかかれてとてもうれしかったです
- It was a great pleasure to meet you during my recent **visit to** New York.

Wait　自動詞

「wait」は「〜を待つ」という意味の**自動詞**なので，目的語の前に**前置詞**「for」が必要。「await」との違いに注意すること。

PMDAからの回答を待っています
→ We are **waiting** response from PMDA.［誤］
- We are **waiting for** response from PMDA.［正］

私たちはマネジメントによる決断を待っている状態です
- We are still **waiting for** a decision by the management.

情報がやってくるのをただ待っていてはいけません
- Don't just **wait for** information to come to you.

私たちは状況が好転するまで待ちます
- We will **wait for** a more favorable situation.

終着駅はバスを待つ乗客でいっぱいでした
- The terminal was filled with passengers **waiting for** the bus.

関係書類をXホテルに届けておきますので，到着の際，お受け取りください
The related documents will be **waiting for** you at the X hotel upon your arrival.

When　接続詞

「when」を接続詞として「〜する時，〜する時は」という意味で使う場合，「when」で始まる副詞節の中では未来形は用いられず，現在形で表される。以下に「when」で始まる副詞節を含む例文を示す。

中間解析の結果が出次第お送りします
- I will send you an interim analysis report quickly **when** it **becomes** available.

本剤の投与により安全性に問題が生じた時は減量すること
- **When** a safety problem **occurs** with the use of this drug, the dosage will be decreased.

詳細なスケジュールが決まったらお知らせします
- I will let you know **when** detailed schedule **is** fixed.

帰宅したら彼に話しましょう
- I will tell him **when** he **comes** home.

⇒ 一方「**when**」で始まる「**目的節**」の中で「いつ？」という意味に使う場合は，以下の例文のように「**will**」が使われる。

次の医薬品部会の会合はいつ開かれるのか，PMDAの担当官に聞いてみます
- We will ask the PMDA officer **when** the next meeting of Committee on Drugs **will** be held.

審査チームがいつになったら審査報告書に取りかかれるかについては，お知らせできないと思います
- I will not be able to inform you **when** the review team **will** start working on the review report.

彼がいつ帰るのか知りません
- I don't know **when** he **will** come back.

第4章　類語の使い分け

1 "except" と "except for"

　except："except"は「～を除いて，～を除けば」という意味で，同等のものの集合の中における「あるものを除いて」という意味で使われる。具体的には，文中の語がexceptの後にくる名詞と対比関係にある。以下に例文を示す。

本鎮痛薬は，三叉神経痛の極端な激痛を除けば，あらゆるタイプの疼痛を寛解する
- This analgesic relieves **any type of pain except** extremely severe **pains** of trigeminal neuralgia.

注：上記の文章では"any type of pain"と"extremely severe pains"が対比関係になっている。

その患者は，日曜日以外毎日ステロイド療法を受けている
- The patient is receiving steroid therapy every day **except** Sunday.

私を除いて皆その試験に参加することに同意した
- **They** all agreed to participate in the study **except** me.

私は風邪をひいた時のアスピリン以外は，どんな薬も飲まない
- I don't take **any drugs** whatsoever, **except** aspirin for colds.

　except for："except for"も「～を除いて，～を除けば」という意味であるが，"except"と違って文章の中で対比関係にある語がない。すなわち同等の集合は前提にしておらず，ただし書きのように，文章の意味をより明確にする意味合いがある。以下に例文を示す。

持続性低ナトリウム血漿を除けば，ナトリウムおよび水分代謝は正常であった
- Sodium and water metabolism are normal, **except for** persistent hyponatremia.

ヘモグロビンおよびヘマトクリット値以外は，全血球計算は正常であった
- The complete blood count was normal **except for** the hemoglobin and hematocrit values.

その患者の既往症は，3年前の胸痛発作のほかは特に何もなかった
- The patient's history was uneventful **except for** an episode of chest pain developed 3 years ago.

彼は少し疲れていたが，気分は良好であった
- He felt fine **except for** being a little tired.

2 "during" と "for"

(1) during（前置詞）

　"during"は「（特定期間の）～の間に，あるいは～の間のいつか」という意味で，下記(2)の"for"と違って「ある期間ずっと続く，あるいは続いた」という意味ではない。以下に例文を示す。

その副作用は本剤の投与中に認められた
- The adverse reaction was observed **during** the treatment with this drug.

コルチコステロイド療法中に消化性潰瘍が発現した
- Peptic ulcers developed **during** corticosteroid therapy.

本試験中，235人に少なくとも一度有害事象が認められた
- 235 patients experienced at least one adverse event **during** the study.

彼女はこの4週間に数回腹痛があった
- She had abdominal pain several times **during** the past 4 weeks.

空腹時の平均最高血中濃度は，食後と比べ24%減少した
- The mean maximum drug concentration (C_{max}) decreased by 24% **during** fed condition, compared with that during fasted condition.

(2) for（前置詞）

"**for**"は「～の間ずっと続く，あるいは続いた」という継続の意味を表す。以下に例文を示す。

患者には3日間少量のモルヒネが投与された
- The patient was given a small dose of morphine **for** 3 days.

X剤125ng/kg/minがビーグル犬に30日間持続静注された
- X (drug) was administered to beagle dogs by continuous i.v. infusion at a dose of 125ng/kg/min **for** 30 days.

健常者での第I相反復投与試験を筋注で5日間行った
- We conducted the Phase I multiple dose study by i.m. route in healthy volunteers **for** 5 days.

先週彼女の頭痛は2日間続いた
- Last week she had a headache **for** two days.

患者は毎日少なくとも1週間0.25mgを服用すること
- Patients should take a daily dose of 0.25mg **for** at least one week.

③ "serious" と "severe"

(1) serious（形容詞）

"**serious**"は「"serious adverse event (SAE) 重篤な有害事象"」に代表されるように「重篤な」あるいは「重大な」という意味で，患者が重病な時や容体が悪化している場合等に使われる。以下に例文を示す。

もし重篤な状態が続けば，肝硬変に至るかもしれない
- If the **serious** condition persists, hepatic cirrhosis may result.

彼は昨晩，突然重篤な不整脈を起こした
- He suddenly developed **serious** arrhythmia last night.

本剤はグラム陰性菌による重篤な感染症を治癒すると期待されている
- This drug is expected to cure **serious** infections caused by gram-negative microorganisms.

A剤とB剤を併用すると，重大な副作用を起こすかもしれない
- Coadministration of A (drug) and B (drug) may cause **serious** adverse reactions.

(2) severe（形容詞）

"**severe**"は「重度の」あるいは「重症の」という意味で，症状が重いあるいはひどい時に使われる。以下に例文を示す。

その試験では150人中3人に重度のアレルギー反応がみられた
- **Severe** allergic reactions were observed in 3 of 150 subjects in the study.

重度の下痢は乳児では致命的になることがある
- **Severe** diarrhea can be fatal in infants.

その患者たちの症状は中等度から**重度**と評価された
- The symptoms of those patients were rated as moderate to **severe**.

彼は入院中に**重症**の肺炎を発症した
- He developed **severe** pneumonia during hospitalization.

4 "patient" と "case"

英語で書かれた医学関係の文献の中では「患者」の意味で"case"が使われている場合がある。多くの場合"case"と"patient"は同じような意味に使われるが，"case"は本来「症例」という意味で「人」ではないので，「患者」の意味に使ってもそれを受ける文章に「人称代名詞」や「人」を受ける「関係代名詞」は使えない。したがって，"case"の場合，後に続く文章に関係代名詞の"who"や"whom"は使えないので注意が必要である。以下に例文を示す。

(1) patient (名詞)

本剤は既存の降圧剤に無効である高血圧の重症**患者**への使用が推奨されます
- This drug is recommended for use in **patients** with severe hypertension **who** do not respond to the conventional antihypertensives.

本剤を投与した50人の**患者**のうち3人に有害事象が現れた
- Adverse events developed in 3 of the 50 **patients who were** given this drug.

2mg/kgの高用量が投与された30人の**患者**に悪心が認められました
- Nausea was observed in 30 **patients to whom** a high dose of 2 mg/kg was administered.

本剤による治療中に3人の**患者**で血中鉄濃度のわずかな上昇が認められた
- There were three **patients in whom** slight increase in serum iron was observed during the treatment with this drug.

(2) case (名詞)

本剤は既存の降圧剤に無効である高血圧の重**症例**への使用が推奨されます
- This drug is recommended for use in **cases** of severe hypertension **which** do not respond to the conventional antihypertensives.

本剤を投与した50**症例**のうち3例に有害事象が現れた
- Adverse events developed in 3 of the 50 **cases which were** given this drug.

2 mg/kgの高用量が投与された30**症例に悪心が**認められました
- Nausea was observed in 30 **cases to which** a high dose of 2 mg/kg was administered.

本剤による治療中に3**症例**で血中鉄濃度のわずかな上昇が認められた
- There were three **cases in which** slight increase in serum iron was observed during the treatment with this drug.

5 "lack" と "absence"

「～がない」という意味の英単語（名詞）としてはまず"lack"と"absence"が考えられるが，"lack"は「必要なものがないか，不十分あるいは不足」という意味に使われる。一方，"absence"は，ときに「不足している」という意味にも使われるが，主として「欠如」を意味し，"lack"よりも「ないこと」を強調するときに使われる。以下に例文を示す。

(1) lack（不足）

風邪は睡眠不足によって悪化するとの報告がある
- It is reported that colds are exacerbated by **lack** of sleep.

睡眠不足は日中眠気を引き起こす
- **Lack** of sleep causes you feeling of drowsiness during the day.

従来の医薬品に対する優越性の証拠が不十分なので，本剤を患者に常用として処方すべきでない
- Because of the **lack** of evidence of superiority over the conventional drugs, this drug should not be prescribed to patients for routine use.

情報不足のため被験者間にいくぶん混乱があった
- There was some confusion among the subjects due to **lack** of information

データが乏しいので，はっきりしない
- It is not clear because of the **lack** of data.

(2) absence（欠如）

それには科学的証拠がない
- There is an **absence** of scientific evidence for it.

医療が施されなかったために死亡率が上昇した
- **Absence** of medical care led to the increased death rate.

正確な資料がない限り，本剤を小児へ投与すべきでない
- In the **absence** of accurate data, this drug should not be administered to pediatrics.

糖尿病は症状がなくても徐々に悪化する
- Diabetes progressively worsens even in the **absence** of symptoms.

第5章　英文を書くための正しい知識

1 完了形

Point　文章の中に時が特定されている（日時が入っている）場合は「完了形」をとれない。

PMDAは，6月1日に受領した照会事項の回答を至急提出するよう求めました
→PMDA requested us to submit our answers to the queries as soon as possible, which **had been** received **on 1 June**. ［誤］
・PMDA requested us to submit our answers to the queries as soon as possible, which **were** received **on 1 June**. ［正］

映画業界にはあまりよくない慣習があった／5年前
→There **had been** a sort of bad practice in the movie industry **5 years ago**. ［誤］
・There **had been** a sort of bad practice in the movie industry. ［正］
・There **was** a sort of bad practice in the movie industry **5 years ago**. ［正］

2 日本人が間違いやすいニュアンスの語・句

Point　日本人がしばしば誤って使っているニュアンスの語句「had better」,「be willing to」,「never mind」,「what do you think of」について説明する。

1. Had better

「had better＋動詞の原形」を「～するのがよい」,「～したほうがよい」という意味で使うが，この場合，以下のように**主語が一人称（IまたはWe）で始まる場合は問題ない**。

今夜は家にいて勉強するほうがいいです
・I **had better** stay at home and study tonight.

私たちはすぐに行ったほうがよいです
・We **had better** go now.

しかし，主語が一人称以外の時には忠告，勧告，命令，また時に威嚇の意味合いを持つので，以下のように特に二人称（You）では目上の人には用いないよう注意が必要である。

彼の言うことは何でも聞いたほうがよいです《聞きなさい》
・You **had better** do what he says.

遅くまで起きているのはよくありません《やめなさい》
・You **had better** not stay up too late.

この件については口を閉ざしていたほうがよいです《口出ししないでください》
・You **had better** keep your mouth shut about this.

新鮮な野菜をもっと食べたほうがよいです《食べなさい》
- You had better eat more fresh vegetables.

専門医にすぐ診てもらったほうがよいです《すぐ専門医のところに行きなさい》
- You had better see a specialist immediately.

⇒この場合「had better」の代わりに「should」を使うとよいが，まだ少し強いので，"I think you should…"あるいは"(I would) recommend…"にすれば（〜したほうがよいと思います）という意味になり，相手に対し優しい言い方になる。

新鮮な野菜をもっと食べたほうがよいと思います
- I think you should eat more fresh vegetables.

専門医にすぐ診てもらうことをお勧めします
- I would recommend that you see a specialist immediately.

2. Be willing to do

「be willing to do」は（積極的にしたいという気持ちはないが，しかし求められれば）「進んで〜する」あるいは「〜するのをいとわない」という意味である。または，（本当はしたくないが）「〜しても構わない」，「〜することに異議はない」との意味で積極的な意味はない。「be willing to do」は条件付きで「〜しても構わない」という場合に多く使われ，条件文がない場合も暗に条件が存在する場合が多いので注意が必要である。

彼はとにかく私の提案に応じてくれました
- He was willing to comply with my proposal.

彼らはそれ以上お金を払うつもりはありませんでした
- They weren't willing to spend any more money.

参考

⇒「喜んで〜する」という積極的な意味を持たせるには「be quite willing to do」あるいは「be perfectly willing to do」のように「quite」とか「perfectly」等の副詞を入れるとよい。

あなたのためなら何でもいとわずいたします
- I am quite willing to do anythinag for you.

私は喜んでそれをやります《やる気満々》
- I am perfectly willing to do it.

他に積極的な意味を持つ表現として「be ready to do」があげられる。これは「いつでもすぐ〜する」「〜する用意（心づもり）がある」という積極的な意味になる。

彼女はいつでも喜んで困った人たちに手を貸します
- She is always ready to help people in trouble.

私はその計画に大賛成です
- I am perfectly ready to assent to the plan.

⇒以下に「喜んで〜する」という表現のその他の例文をあげる。

いつでも喜んであなたのお役に立ちます
- I am always pleased to be of any assistance to you.

この企画に参加することができて光栄です
- I am delighted to take part in this project.

お役に立てれば幸いです
- I would be happy to help you.

3. Never mind

「気にしないで！」あるいは「大丈夫，心配しないで！」は，"Don't mind." ではなく "Never mind." であることに注意する。"Don't mind." を使う場合は，少しニュアンスが違ってくる。例えば "Don't mind me" では「おかまいなく，どうぞご自由に」という意味に，また "Don't mind him" では「彼のことは気にするな」という意味になる。

すべて計画通りうまくいかなくても心配しないで
- Never mind if everything does not go as planned.

4. What do you think of

「～をどう思いますか？」という時，よく "How do you think of ～?" と言う方がいるが，"What do you think of ～?" が正しい表現である。

彼女のアドバイスをどう思いますか
- What do you think of her advice?

彼の考えをどう思いますか
- What do you think of his idea?

私のことをどう思いますか
- What do you think of me?

日本についてどう思いますか
- What do you think of Japan?

この計画をどう思いますか
- What do you think of this plan?

3 Shall と Should の使い分け

Point　「～しなくてはならない」，「～すべきだ」という意味の「Shall」，「Should」および「Must」は以下のように位置付けられる。

　　Shall = Mandatory or Strong will（命令的・強制的，あるいは強い意志）
　　Should = Recommendation or Advice（勧告・提案あるいは忠告・助言）
　　Must = Obligation（義務）

1. Shall

「Shall」は「Mandatory」（命令的・強制的）でFormalな用語（**助動詞**）であるので法律家が好む傾向があり，契約書などに用いられることが多い。時に無礼／傲慢な感じを与える可能性があるので注意すること。プロトコルなどに使うのは問題ない。そのほか「Strong will」（強い意志）やPromise（約束）を表す（最近ではwillをshallと同様に使う傾向がある）。

支払いは月末とする《契約書》
- All payments **shall** be made by the end of the month.

A社はB社に対し本臨床試験で得られるすべてのデータを提供するものとする《契約書》
- Company A **shall** provide Company B with all data generated from this clinical study.

どのようなことがあっても絶対に行きます《強い意志》
- I **shall** go, come what may.

ご恩は決して忘れません《強い意志》
- I **shall** never forget your kindness.

2. Should

「Should」はRecommendation（勧告・提案）あるいはAdvice（忠告・助言）を表す。

この戦争を止めるために私たちは何かをするべきです
- We **should** do something to stop this war.

君はもっと時間を守るべきだ
- You **should** be more punctual.

そんな大声で話してはいけません
- You **shouldn't** speak so loud.

通常ガイドラインにはshouldが用いられている。プロトコルではshouldとwillの両方が用いられる。

治験依頼者は治験が適切に監視されることを保証しなくてはならない：ICHガイドライン
- The sponsor **should** ensure that the trials are adequately monitored.

薬剤は空腹時に経口投与する：プロトコル
- The drug **will** be administered orally to fasting subjects.

血漿の各サンプルは正確に表示すること：プロトコル
- Each plasma sample **should** be accurately labeled.

各患者はケースカードに記載された患者番号，イニシャルおよび誕生日で確認する：プロトコル
- Each patient **will** be identified in the CRF by patient identification number, initials and the date of birth.

④ 「〜に従って」の同意語

Point 「〜に従って」という意味のフレーズには "in accordance with 〜", "according to 〜", "in compliance with 〜" などがある。

1. In accordance with 〜

「in accordance with 〜」は，主に「規則，規定，基準等に従って」という意味である。

説明書通りに記入されていないケースカードは評価の対象から外されます
- CRFs not entered **in accordance with** the instructions are disqualified.

会議は議題に沿って進行されます
- The meeting will be conducted **in accordance with** the agenda.

2. According to 〜

「according to 〜」と「in accordance with 〜」は「〜により，あるいは〜に従って」という意味であるが，いつも同じであるとは限らない。

「according to 〜」は「〜によると」という意味で情報源にする時に使うことが多い。逆に「in accordance with 〜」は情報源としては使わない。

テレビの天気予報によると，今日の降水可能性は10％です
- **According to** the weather forecast on TV, today's chance of precipitation is 10％.

彼によれば，この辺りによいレストランがあるようです
- **According to** him, there is a good restaurant around here.

彼の報告によると，PMDAから何も重大問題として指摘を受けていません
- **According to** his report, there were no critical issues pointed out by PMDA.

投与量は患者の状態により適宜増減する
- Dosage should be increased or decreased **according to** the patient's condition.

ニューヨークから得た情報によると，石油の値段が急激に高騰するようです
- **According to** the information that we have got from New York, the price of oil will rise sharply.

PMDAはその臨床試験がGCPを遵守して行われたか否か申請者に対し査察を行いました
- PMDA inspected the NDA applicant to determine if the clinical study was carried out **in compliance with** the GCP.

その車はすべての安全基準に沿って製造されました
- The car was manufactured **in compliance with** all the safety standards.

3. In compliance with ～

「in compliance with ～」は特に「法律（**law**），規則（**standard, GCP, SOPs**），条例・省令（**ordinance**），契約（**contract/agreement**）あるいは命令（**directive**）などを遵守して」という意味である。

5 「予想する」の同意語

Point　「～を予想する」という意味の動詞には "estimate", "predict", "forecast", "foresee", "expect", "anticipate", "assume", "presume" などがある。

1. Estimate

「estimate」は数量やサイズについて「推測する，予測する，見積もる」という意味である。

私たちは被験者の約20％にこの症状が現れるだろうと予測しました
- We **estimated** that about 20% of the subjects would develop this symptom.

間接喫煙により毎年何人くらい死亡するか推定するのは難しい
- It is difficult to **estimate** how many deaths are caused by passive smoking each year.

この仕事をするのにはおよそ3日かかるだろうと思いました
- I **estimated** that it would take about three days to do this work.

2. Predict

「predict（pre-dict）」は，知識，事実，経験などにより「将来起こりそうなことを推測する，予測する，予言をする」という意味で，「何かが起こるだろう」と前もって述べる時に使われる（forecast, foreseeと類語）（pre：「あらかじめ」，「以前の」という意味の接頭語）。

普通，医者は病気の経過がわかるものです
- Physicians can usually **predict** the course of a disease.

そのスポーツキャスターはゲームの結果を正確に予想しました
- The sportscaster correctly **predicted** the outcome of the game.

私たちはこの冬は肺炎の患者が増えるだろうと予測しています
- We predict a rise in the number of pneumonia cases this winter.

財務省は円は高騰する前に一度さらに下落すると予測しています
- The Ministry of Finance predicts that the yen will fall further before it rises again.

血液中のHIVの実数は，CD4T細胞の数に関係なくAIDSへの進行を予測するのに使われます
- The actual amount of HIV in a person's blood is used to predict the progression to AIDS, regardless of a person's CD4 T-cell count.

動物は地震を予知するのに役立つという人もいます
- Some say that animals can help predict earthquakes.

3. Forecast

「forecast（fore-cast）」は，データの分析や経験・知識に基づいて，何かが起こる前にそれを「予想する，予測する，予報する」という意味で，天候や経済関連の予測に用いられる（fore：「前もって」，「あらかじめ」という意味の接頭語）。

地球の気温上昇が予測されています
- A rise in global temperature has been forecasted.

気象庁は週末にかけて暖かくなるという天気予報を出しました
- Meteorological Office forecasted warmer weather toward the end of the week.

私たちはアジアでの凶作のため穀物の価格が高騰すると予想しています
- We forecast a rise in grain prices due to poor harvests in Asia.

誰が勝つと予想していますか？
- Who are you forecasting as the winner?

4. Foresee

「foresee（fore-see）」は，前もって何かが起こることが「わかる，予想する，予見する」という意味で，予感・予知・先見する時に用いられる。

石油がそれほど急激に高騰すると予測したアナリストはほとんどいませんでした
- Few analysts foresaw that oil prices would rise so steeply.

インフォームドコンセントには予測し得る危険または不便についての情報が含まれていなくてはならない
- Informed consent should include information about reasonably foreseeable risks or inconveniences to the subject.（foreseeable：形容詞）

野生の実を食べたら危ないと前もってわかっていたら，ジムは今日入院などしていないでしょう
- If Jim had foreseen the danger of eating wild berries, he would not be in the hospital today.

5. Expect

「expect」は，何かが起こるだろうと確信して「予想する，期待する，予期する」という意味で，期待の度合いが強い。

患者は1～2週間でよくなると思います
- We expect the patient to get better in a week or two.

この薬は期待通りに効いています
- The drug is working as expected.

治験依頼者は，重篤な，また予測できなかった副作用について，治験責任医師・治験実施施設，IRB/IEC，また当局等のすべての関係各所に迅速に報告しなくてはならない
- The sponsor should expedite the reporting to all concerned investigators/institutions, to the IRBs/IECs, and to the

regulatory authorities about all adverse drug reactions that are both serious and **unexpected**.

医者はその症状は数日のうちに悪化するであろうと予想しました
- The doctor **expected** that the symptom would get worse in a few days.

6. Anticipate

「anticipate」も「何かを予想する，期待する，予期する」という意味であるが，何かが起こるだろうと予想してそれに備える，あるいは何かが起こるのを楽しみにしているニュアンスを持つ。「expect」には「備える」という意味は含まれない。

警察は，証人がよい手がかりを提示してくれたので，事件は解明すると期待している
- The police **anticipate** a breakthrough in the case now that the witnesses have given them such good leads.

今年の売上高は少し伸びると予想されている
- It is **anticipated** that the sales will increase slightly this year.

類似医薬品の公表文献は治験担当医師が副作用やその他治験での問題を予想するのに役立つであろう
- The published reports on comparable drugs could help investigators to **anticipate** adverse drug reactions or other problems in clinical trials.

治験薬概要書は予想されるリスクや副作用について記述すること
- The IB (Investigator's Brochure) should provide a description of the possible risks and adverse drug reactions to be **anticipated**.

7. Assume

「assume」は，確たる証拠がないのに「仮定する，推定する，推測する」という意味で，単なる推定になる。「suppose」に近く，predict, expectとは違う意味になる。

その医者は風邪にはそれが一番の治療薬であると思っていました
- The doctor **assumed** it to be the best cure for cold.

その触媒は何度でも使用できると思います
- We **assume** that the catalyst could be used over and over again.

8. Presume

「presume」は，勝手な推定で「どうも〜らしい」と思い込むことで，「仮定する，推測する，推理する」という意味である（「assume」とほぼ同じ意味であるが「presume」の方が一般的）。

脂肪肝は栄養障害に関係があると思われます
- Fatty livers are **presumed** to be related to malnutrition.

ホルモンは体重をコントロールする上で重要な役割を担っていると推測される
- Hormones are **presumed** to play an important role in controlling our weight.

その提案は彼らに受け入れられたと思っていた
- We **presumed** that the proposal was acceptable for them.

6 「確認する」の同意語

Point　「確認する」という意味の動詞には "confirm", "identify", "ascertain", "make sure", "ensure", "assure", "verify" などがあるが，ひと口に「確認する」といってもそれぞれ意味合いが異なるので注意が必要である。

1. Confirm

「confirm」は「〜を確認する」という意味でよく使われるが，「すでにわかっていることを確認する」あるいは「何かが絶対正しいということを示す」という意味であり，その他の動詞と区別することが必要である。

実験の結果により私の仮説が確認されました
- The results of the experiment have **confirmed** my hypothesis.

どちらの理論が正しいかまだ確認されていません
- It has not yet been **confirmed** which theory is correct.

その臨床試験から日本人と白人の薬物動態プロファイルの類似性が確認されました
- The clinical study **confirmed** that Japanese and Caucasians were similar in PK profile.

私たちは契約書の詳細を確認する必要があります
- We need to **confirm** the details of the contract.

彼らが金曜日に東京に来たことを確認しました
- I **confirmed** that they came to Tokyo on Friday.

会議の日程を確認しましたか
- Have you **confirmed** the date of the conference?

2. Identify

「identify」は「特定のものであることを見分ける」ことで，何かを「確認する，特定する」という意味である。

エイズを引き起こすウイルスは1983年に確認され，今はヒト免疫不全ウイルスと命名されています
- The virus that causes AIDS was **identified** in 1983 and is now named Human Immunodeficiency Virus (HIV).

ヒエログリフ（古代エジプトの象形文字）から彼は宮殿の監督官であると確認されました
- Hieroglyphics **identified** him as an overseer of a palace.

UFO, 未確認飛行物体
- UFO (**Unidentified** Flying Object)

3. Ascertain

「ascertain」は実験や調査などによって「未知のことを明確に知る」ことで，「確定する，解明する，究明する」という意味である。

その新種が存在するという事実を確認するため，さらに実験が必要です
- It is necessary to conduct further experiments to **ascertain** the fact of the existence of the new strain.

医者は病気が非定型型肺炎であると確認した
- The doctor **ascertained** the disease to be atypical pneumonia.

4. Make sure

「make sure」は「必ず〜する，間違いなく〜する，よく確かめる，確認する」という意味である。

看護師はその患者が意識を失っていないことを確認しました
- The nurse **made sure** that the patient was not unconscious.

訓練生は必ず指示事項を理解しておく必要があります
- The trainees need to **make sure** to understand the instructions.

5. Ensure

「ensure」は間違いがないことを「確約する，確実にする，確保する，保証する」という意味である（目的語が人の場合「assure」が使われることが多い）。

この契約は双方にとっての有益な結果を確保するために結ばれる
- This contract is to **ensure** mutually beneficial results for both parties.

電源を入れる前に安全装置をきちんと整備しておいて下さい
- Please **ensure** that the safeguard is in place before turning on the power.

汚染の回避を確実にするために特別な手段が講じられました
- Special procedures were used to **ensure** that such contamination is avoided.

治験依頼者は治験が適切に監視されることを保証しなくてはならない
- The sponsor should **ensure** that the trials are adequately monitored.

6. Assure

「assure」は，誰かに対して何かを「保証する，安心・確信させる，請け合う，確約する」という意味で，多くの場合，人を目的語とする。

心配ないことを約束します
- I **assure** you there is no need to worry.

間違いなく，あなたの病気は治ります
- I **assure** you of your recovery from the illness.

ディーラーはそのダイアモンドは本物であると保証しました
- The dealer **assured** us that the diamond was genuine.

国は住民にあらゆる方法で協力することを約束しました
- The government **assured** the local residents to cooperate in all ways possible.

その薬剤は血流による急速な分布と迅速な効果が確保される静脈投与とすること
- The drug should be administered intravenously, which **assures（ensures）** quick distribution through the bloodstream and a rapid effect.

7. Verify

「verify」は何かを「検証する，証明する，立証する，実証する」という意味である。すなわち，何かの情報が正しいか確かめる，あるいは事実を見つけだすことである。

研究員はその仮説を証明できなかった
- The researcher could not **verify** that hypothesis.

開放隅角緑内障の診断は，患者に水を飲んでもらい，その前後の眼内圧をトノメーター（眼圧計）という測定器で記録することにより検証できる
- A diagnosis of open-angle glaucoma can be **verified** by having the patient drink a quantity of water and recording the intraocular pressure before and after with an instrument called a tonometer.

製品が欠陥商品でないことを証明する必要があります
- We need to **verify** that the product is not defective.

7 「承認する，認める」の同意語

Point 「～を承認する，承諾する，承知する，認める」という意味の動詞には，"approve", "endorse", "accept", "admit" などの他動詞と "agree", "consent" などの自動詞がある。

1. Approve

「approve」は計画や提案などを「正式に承認する」，あるいは政府が「法的に承認する」という意味である。

本剤は高血圧の適応症で今日，承認されました
- This drug was **approved** today for the indication of hypertension.

その薬は小児への使用が承認された
- This drug was **approved** for use in children.

その薬は妊婦に安全であると承認されている
- The drug is **approved** as safe for pregnant women.

本剤はすでに50カ国以上で承認されている
- This drug has been **approved** in more than 50 countries.

委員会は予算案を承認した
- The committee **approved** the budget.

注：「approve」が自動詞で「approve of」となると「承認する」という意味ではなく「何か，あるいは誰かに賛成する，満足に思う」という意味になる。

その改革に大賛成だ
- I very much **approve** of the reform.

私たちは新しいビルを建てることに反対です
- We do not **approve** of the new building.

彼は息子の選択を快く思わなかった
- He did not **approve** of his son's choice.

2. Endorse

「endorse」は人の主張，意見，計画などに対して公式の「支持や賛同を与える」こと。政府が「法的に承認する」という意味はない。

その本は有名な人々によって支持（推奨）された
- The book was **endorsed** by prominent people.

共和党はスミス氏を次の選挙の候補者として承認した
- Republicans **endorsed** Mr. Smith as their candidate for the upcoming election.

私は彼の意見に賛同できない
- I cannot **endorse** his opinion.

3. Accept

「accept」は人の意見，提案，申し出などに「応じる，受け入れる」という意味である。

彼の手紙が法廷で証拠として承認された
- His letter was **accepted** as evidence in court.

その提案は次の条件で承諾されるでしょう
- The proposal will be **accepted** upon the following conditions.

4. Admit

「admit」は，ものの真偽や良し悪しを「(仕方なく)認める」という意味である。

相手チームの選手が自分たちよりも上手であるということを認め難かった
- It was hard to **admit** that the other team had better players.

私が悪かったのは認めますが，あなたがまったく正しかったわけではありません
- I **admit** that I was wrong, but you weren't completely in the right either.

注：「**admit**」はそのほかに「誰かをある場所や計画に入れること（入院，入学）」という意味もある。

20人の患者がその試験に組み入れられた
- Twenty patients were **admitted** to the study.

入院したら喫煙は許されません
- Smoking is not allowed when you are **admitted** to hospital.

校長はその少年の入学を許可しました
- The principal **admitted** the boy to their school.

5. Agree

「**agree**」は「同意する，同じ意見である，賛成する」という意味の**自動詞・他動詞**で一般的によく使われる（話し合い・説得によって意見の相違を解決して合意に達すること）。

患者はその治療法を受けることに同意しました
- The patient **agreed** to undergo the treatment procedure.

皆，判事の判決に同意しました
- Everyone **agreed** with the judge's decision.

事態を改善するために何らかの積極的対策をとることが全会一致で賛成されました
- It was unanimously **agreed** that some active measure be adopted to improve the situation.

6. Consent

「**consent**」は**自動詞**で「提案や要請に同意する，承知・承諾する」という意味である（自発的に同意すること）。

その患者は臨床試験に参加することを承知しました
- The patient **consented** to participation in this clinical study.

労働者たちは合併に同意しようとしなかった
- The workers would not **consent** to the merger.

父は私たちの結婚を承諾してくれました
- Father **consented** to our marriage.

8 「～の場合，～の時」の同意語

Point 「～の場合，～の時」という意味として，"If"，"when"，"in the case of"，"in case of"，"in case"，"provided" などが使われる。

1. In the case of ＋名詞

「In the case of ～」は「～の場合は，～については」という意味である。「with regard to ～」とほとんど同じと考えてよい。

妊婦の場合は，X線検査は有害かもしれません
• In the case of a pregnant woman, X-rays may be harmful.

特にヘビースモーカーの場合，肺がんはかなり一般的な病気です
• Especially in the case of heavy smokers, lung cancer is a fairly common disease.

女性従業員の場合，労働時間は週46時間に制限されます
• In the case of female employees, working hours are limited to 46 hours per week.

2. In case of ＋名詞

「In case of ～」も「In case ～」も「可能性は低いが，もし起こったら心配」という場合に使う。「何かが起こった時に備えて」という意味合いがある。

「In case of ～」は，「もし～が起ったら，まさかの時には，万一～の時には」という意味である。この場合「case」の前に定冠詞の「the」がない点に注意しなくてはならない。

万一誤って摂取した場合には，すぐに専門家の助言を求めてください
• In case of accidental ingestion, seek professional assistance.

投与を中止する場合は，徐々に減量してください
• In case of discontinuation of this drug, gradual dose reduction should be made.

火事の際にはエレベーターを使わずに階段を使ってください
• In case of fire, do not use elevators. Use stairwells.

電話番号・ファクス番号，住所などに変更が生じた場合は弊社までお知らせください
• In case of any changes in the telephone number, fax number, address, etc., please immediately inform us.

3. In case ＋節

「In case ～」は，以下の2通りの使い方がある。①通常文尾に置いて「～するといけないから，用心のために」という意味で使う（この場合「in case」の前に「just」を置くと語調が軽くなる）。②文頭で接続詞的に用いて「もし～なら，～の場合には」という意味で使う。②の場合は「If」より口語的になる。

①の用法：

雨が降るといけないから＜用心のために＞レインコートを着て行きます
• I will wear a raincoat, (just) in case (it rains).

病気になるといけないから，この薬を持っていきなさい
• Take this medicine with you in case you become ill.

ひょっとして後で必要になるといけないから，これはとっておきましょう
• We will keep this (just) in case we need it later.

②の用法：

もし私がその件を忘れた時には，注意してください
• In case I forget, please remind me of it.

もし何らか悪い症状が現れたら，患者を十分観察してください
- **In case** any untoward symptoms occur, the patient should be closely monitored.

今月末までに支払いが行われない場合，品物は送付されません
- **In case** any payment is not made by the end of this month, the product will not be delivered to you.

もし許可を出していただけるなら，すぐに出かけます
- **In case** you give me leave, I will start at once.

4. If ＋節

「If～」は「もしも～ならば」という意味で「仮定・条件を表し，現在，過去，未来に実現の可能性がある事柄」について推量する。この場合には未来のことでも「If節」には現在形を用いる（そのほか，事実に反することや可能性の少ないことを仮定する，いわゆる「仮定法」としても使われる）。

もし治験を中止する場合は，治験依頼者はすべての治験責任医師，試験施設および当局に通知しなくてはならない
- **If** the clinical development of the investigational product is discontinued, the sponsor should notify all the trial investigators/institutions and the regulatory authorities.

5. When ＋節

「When」は「～の時は，～の場合は」という意味で，推量や仮定の話ではない。この場合にも未来のことでも「when節」には現在形を用いる。

雨が降れば家にいます
- **When** it rains, I'll stay at home.

将来同じような問題が起きたら，もっと効果的な対策をとるべきです
- **When** a similar problem arises in the future, more effective measures should be taken.

6. Provided (that)

「provided (that)」は「～という条件で，もし～とすれば，ただし～」という意味で，「If」よりも文語的。

その計画には賛成します。ただし，私の新方針にもあなたが同意してくれることが条件です
- I will agree with the plan, **provided** that I get your agreement on my new policy as well.

体の具合がよければご一緒します
- I will accompany you **provided** (that) I am well enough.

9 「適切な，適当な」の同意語

Point 「適切な,適当な」という意味の形容詞には "proper", "appropriate", "suitable", "adequate" などがある。

1. Proper

「proper」は「目的や状況に合った，適した」という意味で，行動・処置などがその場にふさわしい，正しい，適切である，あるいは社会的，法律的に正しくて受け入れられることを表す。

ぜんそく治療に適切な薬の開発が待たれている
- Development of **proper** drugs for asthma is awaited.

彼女は適切な医療を必要としています
- She needs **proper** medical care.

従業員が日曜日に休みを取るのは正しくかつ適切です
- It is right and **proper** that employees take Sundays off.

彼はその仕事にふさわしい人物です
- He is the **proper** person for the work.

2. Appropriate

「appropriate」は「ある目的や，時，用途に合った，適切な，妥当な」という意味で「適合してふさわしい」のニュアンスを持つ。

抗生物質による適切な治療が至急必要です
- **Appropriate** antibiotic therapy is urgently needed.

術後の抗生物質治療として適切な期間を決めるのは難しいです
- It is difficult to define an **appropriate** duration for post-operative antibiotic therapy.

質素な服は学生服に向いています
- Plain clothes are **appropriate** for school wear.

3. Suitable

「suitable」は「適当な，ふさわしい，都合がよい」という意味で，「性格，状態，種類などがふさわしい」というニュアンスを持つ。

その薬剤はその病巣部＜の治療＞に適しています
- The drug is **suitable** for the lesion.

用法・用量は250mg 1日3回が適切です
- 250mg three times a day is a **suitable** dosage.

このワインは私の嗜好に合いません
- This wine is not **suitable** to my taste.

今日の天候は水泳にちょうどよいです
- Today's weather is **suitable** for swimming.

4. Adequate

「adequate」は「特定の目的のために質的・量的に十分な」という意味で，他の語とは違うニュアンスがある。

それほど多くの人々を養うだけ十分な食料がありません
- There is no **adequate** food to feed so many people.

それだけの支給では要求に対し不十分です
- The supply is not **adequate** to the demand.

その研究は十分な資金なしに成し遂げることはできません
- The research cannot be completed without **adequate** funding.

試験依頼者は，その試験が適切に監視されることを保証しなくてはなりません
- The sponsor should ensure that the trials are **adequately** monitored.

10 後に来る「to do」と「doing」の使い分けに注意が必要な動詞・名詞

Point 以下の動詞や名詞は，後に不定詞「to do」をとるか動名詞「doing」をとるか，使い分けに注意が必要である："consider"，"plan"，"start"，"begin"，"stop"

1. Consider 　動詞

「consider」は「～することを考える，検討する」という意味の他動詞で使う場合，目的語を不定詞，すなわち「to do」にするのは間違いなので注意すること。正しくは「動名詞」，すなわち「doing」とすること。

私たちは今年の第3四半期にNDAを提出することを検討しています
→ We are **considering to submit** the NDA in 3Q of this year.［誤］
- We are **considering submitting** the NDA in 3Q of this year.［正］
- We are thinking about submitting the NDA in 3Q of this year.［正］

試験結果に基づいて，添付文書の修正を検討しなくてはなりません
- We have to **consider revising** the package insert based on the study results.

私たちは米国で行われた第Ⅲ相試験のデータを利用することを検討しました
- We **considered using** the data on the Phase III study conducted in the U.S.

私は米国で仕事をすることを考えています
- I am **considering working** in the U.S.

彼女はあるボランティアの仕事をすることを考えています
- She is **considering doing** some volunteer work.

2. Plan 　動詞 　名詞

「plan」を「～を計画する，～するつもり，～する予定」という意味の動詞として使う場合も，「計画」という意味の名詞として使う場合も，後に「to do」が続く。

私たちは試験結果に基づいて添付文書の修正をする予定です
- We are **planning to** revise the package insert based on the study results.
- We have a **plan to** revise the package insert based on the study results.

私たちは今年の第3四半期にNDAを提出するつもりです
- We are **planning to** submit the NDA in 3Q of this year.
- We have a **plan to** submit the NDA in 3Q of this year.

私たちは，この製品を全世界に売り出そうとしています
- We are **planning to** introduce this product to the international market.
- We have a **plan to** introduce this product to the international market.

3. Start　動詞

「start」を「〜することを始める，〜し始める」という意味の動詞として使う場合，「doing」および「to do」の両方とも可能である。「もの」が主語の場合は「to do」の方が一般的。ただし，進行形の時は必ず「to do」になる。

PMDAはNDAの審査を開始しました
- PMDA **started to review** the NDA.
- PMDA **started reviewing** the NDA.

試験結果に基づいて添付文書を修正し始めました
- We **started to revise** the package insert based on the study results.
- We **started revising** the package insert based on the study results.

バターが溶け始めた
- The butter **started to melt**.

雪が降り始めました
- It **started to snow**.
- It **started snowing**.
- It is **starting to** snow.

⇒進行形では「to do」になる

4. Begin　動詞

「begin」も「〜することを始める，〜し始める」という意味の動詞として使う場合，「doing」および「to do」の両方とも可能である。進行形の場合は，やはり「to do」が好まれる。

次の企画を検討していこうと思います
- We will **begin considering** the next project.

彼は歩道を歩き始めました
- He **began walking** along the sidewalk.

雨が降りだしました
- It has **begun to rain**.

私たちはその製品の開発の可能性について検討を開始しました
- We **began to look** into the feasibility of development of the product.

だんだん思い出してきました
- I am **beginning to remember** it.

5. Stop　動詞

「stop」は「〜することをやめる」という意味の他動詞として使う場合は，目的語として「doing」が続く。「to do」が続く場合は，「〜するために立ち止まる，立ち止まって〜する」という意味で，その場合は自動詞となる。「doing」を伴う場合と「to do」を伴う場合とでは意味が違ってくるので使い方に注意すること。

XYZ社はその企画の本格的な事業展開をやめてしまいました
- XYZ Company **stopped developing** the project into full-scale business.

雨がやみました
- It has **stopped raining**.

彼らはおしゃべりをやめました
- They **stopped talking**.

私たちは話をするために立ち止まりました[立ち止まって話をしました]
- We **stopped to talk**.

彼女は地面からハンカチを拾おうと立ち止まりました
- She **stopped to pick up** a handkerchief from the ground.

11 後に来る「前置詞」の使い方に注意が必要な動詞

Point 以下の動詞は，後に続く前置詞の使い方に注意が必要である："confirm"，"check"，"ask"，"inquire"，"proceed"

1. Confirm 動詞

「confirm」は「〜を確認する」という意味の他動詞で，すでに「誰々にthat以下のことを確認する」という場合，「誰々」の前に前置詞「with」が必要である。

私たちは，担当官に実地調査が予定通り行われることを確認しました
- We **confirmed with** the PMDA official that GCP inspection would be performed as scheduled.

以下に，thatという名詞節ではなく名詞を伴って「誰々に〜を確認した」という場合について解説する。名詞が後に続く場合は，「confirm + 事柄 + with + 人」あるいは「confirm with + 人 + about + 事柄」になる。

私たちは担当官にNDAについて現在の状況を確認しました
- We **confirmed** the current progress of the NDA **with** the PMDA official.
- We **confirmed with** the PMDA official **about** the current progress of the NDA.

彼はマーケティング担当副社長に，2014年の年間売上目標を確認しました
- He **confirmed** the company's annual sales target for 2014 **with** the marketing vice president.
- He **confirmed with** the marketing vice president **about** the company's annual sales target for 2014.

参考

上記の「誰々に〜を確認した」という意味は，「誰々に〜を問い合わせた」，「尋ねた」という意味でもあるので，「check」「ask」，「inquire」も適当な動詞として使える。以下に，使い方を示す。

① Check 動詞

「check」を「確かめる」，「問い合わせる」という意味の他動詞として使う場合，以下のように「confirm」と同様の使い方ができる。

私たちは担当官にNDAについて現在の状況を確認しました
- We **checked** the current situation of the NDA **with** the PMDA official.
- We **checked with** the PMDA official **regarding/about** the current status of the NDA.

② Ask 動詞

「ask」を「尋ねる」という意味の他動詞で使う場合は，「ask + 人 + about + 事柄」となり，askのすぐ後に目的語の「人」が続き，「人」の前に前置詞「with」は不要である。

私たちは担当官にNDAについて現在の状況を尋ねました
- We **asked** the PMDA official **about** the current status of the NDA.

私は研究員に試験の進捗状況を尋ねました
- I **asked** the researcher **about** the progress of the study.

③ Inquire 動詞

「inquire」を「尋ねる」という意味の他動詞で使う場合は、「inquire of ＋ 人 (＋ about) ＋ 事柄」となり、「人」の前に前置詞の「of」が必要である。

担当官にNDAについて現在の状況を尋ねました
• We inquired of the PMDA official (about) the current status of the NDA.

彼は警官に駅へ行くいちばんよい道を尋ねました
• He inquired of the policeman the best way to the station.

私は担当官に審査が遅れていることに関して問い合わせをしました
• I inquired of the PMDA official about the delay of the NDA review.

「confirm」、「check」、「inquire」の使い方について、さらに例文を示す。

① Confirm 動詞

陳述・証拠・うわさなどを（正しいと）確かめる、確認する、確証する。

その新発見は、その後の実験によって正しさが確認されました
• The new discovery was confirmed by further experiments.

新しい証拠から最初の証人の話が正しかったことがわかりました
• The new evidence has confirmed the first witness's story.

＊〔＋(that)〕〈…ということを〉確証する、確認する。

研究により女性にとってリスクがより高いことが確認されました
• Research has confirmed that the risk is higher for women.

＊〔＋ whether〕〈…かを〉確証する、確認する

それが本当かどうか確認しなければならない
• We must confirm whether it is true or not.

＊その他〈スケジュールや日時〉を確かめる。

追って会議の正確な日程をお知らせします
• I will confirm the exact date of the meeting later.

② Check 動詞

その件について彼に問い合わせました[相談しました]
• I checked the matter with him.

試験を開始してよいかPMDAに確認する必要があります
• We have to check with PMDA if it is all right to start the study.

何か行動をする時は私に連絡して下さい
• Please check with me before you take any action.

③ Inquire 動詞

〜についての文献が何かあるか、図書館員に尋ねました
• I inquired of the librarian if she had any literature on 〜.

判事は証人に何を見たのか尋ねました
• The judge inquired of the witness about what he had seen.

2. Proceed 動詞

「proceed」は，自動詞なので「～に進む，～を進める，～に着手する」という意味の場合は目的語の名詞の前に前置詞「to」を伴う。また，「～を続ける」という意味の場合は前置詞「with」を伴う。

マネジメントはこのプロジェクトへの資源の分配を進めることに同意しました
→ The management agreed to **proceed** resource allocation to this project.［誤］
・The management agreed to **proceed to** resource allocation for this project.［正］
・The management agreed that we should **proceed to** resource allocation for this project.［正］
⇒「to」を使った例文を次に示す。

プロジェクトの第2段階に進めるには，承認が必要です
・We need an authorization to **proceed to** the phase II of this project.

私たちはPMDAとの話し合いを進めていきます
・We will **proceed to** the negotiations with PMDA.

それでは次のご講演に移ります
・We will now **proceed** [go on, move on, pass on] **to** the next speaker [paper].

⇒「with」を使った例文を示す。

開発計画を引き続き進めよう
・Let's **proceed with** the development plan.
どうぞお話を続けてください
・Please **proceed with** your story.

proceedの最初の例題にあげた「マネジメントは資源の分配を進めることに同意した」と同じ意味で，以下にproceedを使わない例文を示す。
・The management agreed to allocate the resources to this project.
・The management agreed to start resource allocation for this project.
・The management agreed to resource allocation for this project.

12 information, data, document, report 等の名詞の後の「～についての，～に関しての」という意味の「前置詞」

Point　「～についての，～に関しての」という意味での前置詞として "for" は不適当である。

1. Information 名詞

「information」は，「情報」という意味の名詞。「～についての情報，～に関しての情報」という意味にする場合，「information」の後に続く前置詞は「about」，「on」，「regarding」「concerning」，「as to」等で，「for」は不適当である（困ったときは何でも「for」にしてしまう傾向がみられるので注意すること）。

PMDAより重篤な有害事象についての情報を収集するよう依頼されました
→ PMDA asked us to collect **information for** serious adverse events.［誤］
・PMDA asked us to collect **information about** serious adverse events.［正］

「～についての情報」という意味の例文を以下に示す。

貴社の業務について，もっと情報をお送りください
• Please send us further **information about** your services.

その問題について，私たちが持っている情報を（修正して）新しくしました
• We have updated our **information on** that matter.

感染症の流行に関する信頼できる情報を得られませんでした
• I could not get reliable **information as to** the spread of infectious diseases.

ただし，「information for」は「～のための情報，～に必要な情報，～を目的とした情報」という意味で，以下のように使われる。

• **Information for** patients（患者への情報）
• **information for** diagnosis（診断のための情報）
• **information for** making a decision（判断する上で必要な情報，判断材料）
• access the **information for** business purposes（業務目的で情報にアクセスする）
• store **information for** a long period of time（長期間情報を保管する）

また，「information of」の「of」は「～についての」という意味にはならないので注意すること。以下に例題をあげるが，いずれも「～についての」という意味ではない。

• **information of** many different kinds（異なる種類の情報）
• **information of** credit card（クレジットカード情報＜クレジットカードの中身＞）
• administrative **information of** government ministers and agencies（中央省庁の＜中央省庁が発行した＞行政文書）

以下に「information」と同様，「～についての」という名詞を伴う場合に，その名詞の前に，「about」，「on」，「regarding」，「concerning」，「as to」等の前置詞を使うことが適切であるものについて説明する。

2. Data　名詞

「data」は，「データ，資料」という意味の名詞。「～についてのデータ，～に関するデータ」という意味の例文を以下に示す。

私たちは糖尿病患者のデータをその分野の専門家と共有することにします
• We will share the **data about** diabetic patients with the specialists in the field.

その研究所は大気の組成や温度などのデータを公表しました
• The laboratory published the **data on** the composition of the atmosphere and temperature.

承認申請には高齢者に関するデータが必要です
• **Data concerning/regarding** elderly patients are required for NDA submission.

いつ，どこで，これが起こったかについてのデータが次第に明らかになりつつある
• **Data as to** when and where this happened are gradually emerging.

3. Document　名詞

「document」は，「文書，書類」という意味の名詞。「～についての文書，～に関する書類」という意味の例文を以下に示す。

財産所有権についての文書が求められました
• A **document about** property ownership was required.

入学願書について追加文書を提出する必要があります
• We need to submit additional **documents on** the application for admission.

申請に関する書類はすべて受け取りました
- We have received all **documents concerning** your application.

4. Report　名詞

「report」は，「報告，報告書」という意味の名詞。「～についての報告，～に関する報告書」という意味の例文を以下に示す。「of」も，この意味で適切な前置詞として使うことができる。

出張報告書を書きました
- I wrote a **report about** the business trip.

医学の情勢に関する新しいリポートが発表されました
- A new **report on** developments in medicine was published.

調査に関する報告が正式に承認されました
- The **report concerning** the survey was officially approved.

プロジェクトの進捗に関する報告書を定期的に提出してください
- You are requested to submit a periodic **report regarding** your project status.

その会議の報告書を調査する必要があります
- We need to investigate the **report of** the conference.

13 「It」を形式主語にする場合の「to 不定詞」の使い方

Point　「It」を「～することは」という意味で，後から示す「to 不定詞」の形式主語とする文章の中では，「to 不定詞」の前に「for」を置いて「to 不定詞」の中の動詞の主語を示すことがよくある。しかし，文章の中で「for」に続く事柄が「to 不定詞」の動詞の主語として成り立つか否か注意が必要である。

よく次のような誤った文章を見ることがある。

このプロジェクトはタイムラインの設定が難しい
→ It is difficult **for** this project **to set** the timeline.［誤］
　この場合，「this project」は「to set the timeline」の中の動詞「set」の主語にはなりえない。すなわち次の文章は成り立たない。
→ This project sets the timeline.［誤］
　したがって，上記の文章は間違いである。「set」の主語は当然「人」や「プロジェクトチーム」であるから「for us」あるいは「for the team」とするべきである。正しくは以下のような文章になる。

このプロジェクトのタイムラインを設定するのは難しいです
- It is difficult **for us to set** the timeline of the project.［正］

- It is difficult **to set** the timeline of the project.［正］

この小説を翻訳するのは難しいです
→ It is difficult **for** this novel **to translate** into Japanese.［誤］
- It is difficult **for anyone to translate** this novel into Japanese.［正］
- It is difficult **to translate** this novel into Japanese.［正］
- This novel is difficult to translate into Japanese.［正］

化学に関する彼の論文は難しくて理解できません
→ It is difficult **for** his thesis on chemistry **to understand**.［誤］
- It is difficult **for me to understand** his thesis on chemistry.［正］

• It is difficult to understand his thesis on chemistry.［正］

• His thesis on chemistry is difficult to understand.［正］

この問題を説明するのは難しいです
→ It is difficult for this problem to explain.［誤］

• It is difficult for me to explain this problem.［正］

• It is difficult to explain this problem.［正］

• This problem is difficult to explain.［正］

> **参考**
>
> ①「to不定詞」を使った間違いやすい文章
>
> この川で泳ぐのは危険です
> → You are dangerous to swim in this river.［誤］
>
> • It is dangerous for you (children) to swim in this river.［正］
>
> • This river is dangerous for children to swim in.［正］
>
> 次の会議を6月に延期できたら好都合です
> → It would be happy for me to postpone the next meeting to June 2014.［誤］
>
> • It would be more convenient to me, if the next meeting is postponed to June 2014.［正］
>
> • If the next meeting is postponed to June 2014, I will be happy to attend it.［正］
>
> ②「It」を形式主語とする文章
>
> 考古学の遺跡を調査するのは楽しいです
> • It is interesting to study archaeological ruins.
>
> その年ごろの男の子なら女の子に興味を持つのはごく当たり前です
> • It is quite natural for a boy of this age to get interested in girls.

14 可能性を表す助動詞の使い分け

Point 「may」は「…かもしれない，おそらく…であろう」という意味で，可能性を表す助動詞の1つで，可能性の確率で言えば「五分五分」という感じである。可能性を表す助動詞を「may」を基準に「より確率が高い」ものから順に並べるとおよそ以下のようになり，可能性の程度が少しずつ異なる。こちらの意図を相手により効果的に伝えるために，この違いを意識して使い分けるとよい。

1. Must

「must」はある状況から推定して，「〜に違いない」という必然性を表す（不確定要素を含む未来の推論には使えない）。

薬が効かなかったのには理由があるに違いありません
- There **must** be a reason why the medicine didn't work.

明かりがついているから，彼らは家にいるに違いありません
- There are lights on in their house; they **must** be home.

あの山は富士山に違いありません
- The mountain **must** be Mt. Fuji.

彼はうそをついているに違いありません
- He **must** be telling lies.

彼女は少なくとも60歳になっているはずです
- She **must** be at least 60.

元気そうに見えますよ。きっと田舎の生活が合っているに違いないですね
- You are looking very good; living in the country **must** suit you.

⇒この意味の否定（…はずがない）は「cannot」で表される。

彼がうそをついているはずがありません
- He **cannot** be telling lies.

彼女がそこにいるはずがありません
- She **cannot** be there.

2. Should

「should」は「当然〜だろう」「〜のはずである」という期待や可能性を表す。「ought to」も同じ意味で使われるが「should」のほうが一般的。

ほかにも方法があるはずです
- There **should** be some other ways.

バスで来るのなら6時には着くはずです
- If they are coming by bus, they **should** arrive at about six.

飛行機は予定どおりに着陸するでしょう
- The plane **should** be landing right on schedule.

あのコートなら20万円はするはずです
- A coat like that **should** cost about 200,000 yen.

「今，いくら必要なんですか？」「10ドルで足りると思います」
- "How much do you need now?" "Ten dollars **should** be enough."

もう来てもよさそうなものです
- He really **should** be coming soon.

何も問題はないはずです
- There **shouldn't** be any problems.

3. Will

「will」は「〜だろう，〜でしょう」という意味で，主語の意思に関係なく，未来に起こると予測される事柄を表す。

明日は晴れるでしょう
- It **will** be fine tomorrow.

明日雨ならパーティーは延期されるでしょう
- The party **will** be postponed if it rains tomorrow.

6時になりました。彼らはもう家に着いているでしょう
- It's 6 o'clock; they **will** have arrived home by now.

4. Can

「can」は「～することがある，ありえる，～する傾向がある」という一般的・潜在的な可能性を表す。

喫煙はがんを引き起こす可能性があります
- Smoking **can** cause cancer.

誰だって間違うことがあります
- Anybody **can** make mistakes.

ここは冬，かなり寒くなることがあり，昨年は湖が凍結しました
- It **can** get pretty cold here in winter; last year the lake froze solid.

⇒「can」は理論的あるいは経験的に考えられる可能性をいうもので，現実に起こるかもしれない可能性を意味する場合は「may」を使う（以下の文でニュアンスの違いに注意すること）。

物価は，また上がることもありえます
- The price **can** go up again.

物価がまた上がるかもしれません
- The price **may** go up again.

この傾向が続くこともありえます
- This trend **can** continue.

この傾向が続くかもしれません
- This trend **may** continue.

⇒否定形（～のはずがない）は，「cannot」または「can't」で表される（mustの否定形と同じ形になる）。

彼女がこんな時間まで働いているはずがありません
- She **cannot** be working at this hour！

そんなことはありえません
- That **can't** be true.

5. May

「may」は，「…かもしれない，おそらく…であろう」という意味で，およそ50%の確率を示す。

本当かもしれません〈多分本当でしょう〉
- It **may** be true.

彼は来るかもしれないし，来ないかもしれません
- He **may** come, or he **may** not.

本剤の作用が増強かつ延長することがあります
- The effects of this product **may** be enhanced and prolonged.

そのビタミン補給剤は，問題の疾患を未然に防いでくれるかもしれません
- The vitamin supplements **may** prevent the disorder in question.

⇒この意味の「may」は疑問文には使えない。例えば，He may come tomorrow.（彼は明日来るかもしれません）を疑問文にする場合は以下のようになる。

彼は明日来るでしょうか？
- Will he come tomorrow?［単純未来］

彼は明日来ると思いますか
- Do you think he will come tomorrow?

6. Could

「could」は，条件節「if節」の内容を言外に含めた主節だけの文で「(条件が合えば)～ということもありうる，もしかして～できるのではないだろうか，～でないことはない」と婉曲的な表現になる。

ひょっとして彼女はいつか有名になるかもしれません
- One day she **could** be famous.

それはひょっとしたら本当かもしれません
- That **could** be true.

彼ならできるでしょう
- He **could** do it.

7. Would

「would」も条件節「if節」の内容を言外に含めた主節だけの文で、「～であろう、～と思われる」と婉曲的な表現になる（「would」は現時点での推量を表し、「will」を使ってもよいが、「would」にすると「will」よりも弱くなる）。

明日の今ごろはロッキー山脈に登っているでしょう
- By this time tomorrow, we **would** be high up in the Rockies.

あそこにいる女の子はベスでしょう
- That girl over there **would** be Beth.

ご主人がそろそろ仕事からお帰りになるでしょう
- Your husband **would** be coming home from work.

コンピュータは人間ならば数百時間かかる計算を数秒でやってしまいます
- The computer performs a computation in seconds which **would** require hundreds of working hours.

8. Might

「might」も不確実な推量を表して「(ひょっとしたら)…かもしれない、(偶然)そうなるかもしれない」という意味（可能性としてはとても低い）を示す。

それはいつか起こるかもしれません
- It **might** happen sometime.

ひょっとしたら本当かもしれません
- It **might** be true.

怠けていると次の試験に落ちるかもしれません
- You **might** fail the next exam if you are lazy.

彼女は事務所にいるかもしれない。でも、はっきりとしたことはわかりません
- She **might** be in the office, but it's hard to tell.

彼女はその点についてどうコメントするでしょうか
- What **might** she say about that?

9. 可能性の程度を表現する方法

上記の助動詞must, should, will, can, may, could, would, might以外に、可能性の程度を表現する方法を示す。

①間違いなくそうなるだろう

国内売上は必ず増えると思います〈増えると確信しています〉
- I am certain that domestic sales will increase.
- Domestic sales will certainly increase.

②おそらく～となるだろう

国内売上が増えそうです
- It is probable that domestic sales will increase.
- Domestic sales are likely to increase.

③おそらく～とはならないだろう

国内売上はおそらく増えないでしょう
- Domestic sales are unlikely to increase.

④まずありえない

国内売上は増えそうにもありません
- It's impossible that domestic sales will increase.
- Domestic sales certainly won't increase.
- I am certain that domestic sales will not increase.

⇒「probable」は、まったく確実とはいえないが、たぶんそのとおりになると考えられる事柄で、「possible」はその可能性が比較的低い。「likely」は「probable」よりは可能性が低いが「possible」よりは高い場合に使われる。

15 ピリオド，コロン，セミコロン，コンマ，ダッシュの使い分け

Point 句読点《ピリオド (period)，コロン (colon)，セミコロン (semicolon)，コンマ (comma)，ダッシュ (dash)》は，英文の意味上および文章構成上の分離の度合いを示すために用いられる．分離の度合いの強い順に並べると以下のようになる．
ピリオド (period) ＞コロン (colon) ＞セミコロン (semicolon) ＞コンマ (comma)

1. ピリオド (period)「.」

ピリオドは，「終止符」とか「full stop」とも言われ，文章を完結する時に使う．ただし，大きな表題（Title）や見だし（Heading）の終わりには使用しないことに注意する．ピリオドは，よく知られているので例文は省略する．

2. コロン (colon)「：」

コロンは，前の文章の補足，説明，言い換え，明細あるいは例をあげる時に使う．「すなわち」というような意味で使う．後に続くものが前の文章の内容に一致していること．

①引用文の導入
担当官は以下のように説明しました
・The PMDA official explained as follows：（この後に説明の文章が続く）
彼のコメントは以下のとおりでした
・His comments were as follows：（この後にコメントの内容が続く）
添付文書案を以下のとおり修正するつもりです
・We are going to revise the proposed package insert as follows：（修正内容が続く）

②項目の一覧・列挙
以下に議題をお知らせします
・We would like to inform you of the agenda for the meeting as follows：
(a) …
(b) …

以下のとおり議題をお知らせします
・The following are the agenda items：（この後に議題の項目が列挙される）
インフォームドコンセントには以下の説明が含まれていなくてはならない
・Informed consent form should include the following explanations：

⇒まとめ：「follows」，「following」および「below」を含むセンテンスはコロンで終わる（ピリオドでも間違いではない）．

NDAに要求されるデータの明細を以下に示します
・The data required for NDA are listed below：
・Listed below are the data required for NDA：
・NDA data requirements are specified below：
(a) …
(b) …

⇒「～below」を伴う動詞には，上記の「listed」や「specified」の他に次のような動詞がある．
「stated」「described」「mentioned」「remarked」「explained」

③第1節に対して補足・説明的に第2節が続く場合，また例をあげる場合
雄弁は銀，（すなわち）沈黙は金
・Speech is silver：silence is golden.

常に3つのことを念頭におくこと，すなわち「止まって」，「見て」，「聞く」こと
- Always remember three things: stop, look, and listen.

まれに見られる黒人の黒色腫は，通常，太陽に曝されない色の薄い皮膚にほぼ集中して発生する，すなわち，手のひら，足の裏，手の爪の下，また口内に発生する
- The rare melanomas found among blacks develop almost exclusively in areas of lighter skin not usually exposed to the sun: palms of the hands, soles of the feet, under fingernails and even in the mouth.

⇒まとめ：「すなわち〜」と補足・説明が続く場合のセンテンスはコロンで終わる。

④ 見出し（Heading）の後

変更の目的：この契約をより明確にするために用語を変更しました
- Purpose of Changes: The changed terminology is intended to make the contract clearer.

発生率：1998年にわずか120例が報告されています
- Incidence: Only 120 cases were reported in 1998.

⇒注意点：コロンの後に続く文章は，独立していれば大文字，前文の説明などは小文字で始める。また，コロンの後はone spaceがトレンド。

3. セミコロン（semicolon）「；」

① 独立した2つの文章を，接続詞を使わずにつなぐ

セミコロンは，それぞれが独立した2つの文章を，接続詞を使わずにつなぐ時に使う。すなわち，最初の文だけでは全体の文章が完結せず，セミコロンの後に続く文をもって完結する。第2の文章は補足・説明的に続く。最初の文章を読んだ後，「なぜ」「それから」「だから何」「それでどうなの」といった疑問がわくような場合，セミコロンの後の文を読んで納得する形になる。言い換えると，セミコロンでつなげば，関係の深い2つの文章を接続詞を使わずに完結した1つの文章として書くことができる。

上皮がんは基底細胞がんよりも危険です。それは急速に増殖し，転移することもあり，時に致命的となります
- Squamous carcinoma is dangerous than basal cell carcinoma; it grows more rapidly and can metastasize, sometimes with fatal results.

⇒この場合，最初の文章を読んで「なぜ」という疑問がわく。したがって，本来の接続詞「because」を使えば，以下のような文章になる。
- Squamous carcinoma is dangerous than basal cell carcinoma, because it grows more rapidly and can metastasize, sometimes with fatal results.

これらの報告を信じかねています。あまりに調子がよくて，いかにももっともらしい
- I have never trusted these reports; they seem too smooth and plausible.

(→「なぜ」という疑問がわくため，接続詞を使う場合は「because」を用いることができる。)

もう5時半近くになってしまいました。暗くなる前に町に着くことはできません
- It is nearly half past five; we cannot reach the town before dark.

(→「だから何」という疑問がわくため，接続詞を使う場合は「so」「therefore」「for this reason」「as a result」を用いることができる。)

彼女に会ったことがありません。彼女について多くを知りません
- I've never seen her; I don't know much about her.

(→「それでどうなの」という疑問がわくため，接続詞を使う場合は「so」「therefore」「for this

reason」「as a result」を用いることができる。）
その肖像画は，玄関ホールから降ろされていました。新たに風景画が掛かっていました
・The portrait was removed from the entrance hall**;** in its place was hung a landscape.
（→「それでどうなの」という疑問がわくため，接続詞を使う場合は「and then」を用いることができる。）
誰もその職に応募する者はいませんでした。条件が厳しすぎました
・No person applied for the position**;** the requirements were too severe.
（→「なぜ」という疑問がわくため，接続詞を使う場合は「because」を用いることができる。）

⇒まとめ：上記の例題でもわかるように，セミコロンを使わずに「ピリオド」または「コンマ＋接続詞」を使うこともできるが，前の文と後の文の関連性を強めるためにセミコロンを使うことで，歯切れよく前後の文の対比が明確に感じられ，洗練された形になる。また，長文の場合，セミコロンの後に，「however」「consequently」「also」「besides」「moreover」「accordingly」「then」「therefore」「thus」のような副詞を置き，意味を明確にすることもできる。

この方法は広く使われてきたが，最良の方法かどうかはまだ不明です
・This method has been widely adopted**;** **however**, it is not yet clear whether it is the best method.
銀行はその会社に時間を与えなかった。その結果，倒産してしまいました
・The bank refused to give the company more time**;** **consequently** the company went bankrupt.

映画に行きたくありません。とても疲れていますので
・I don't want to go to the cinema**;** **besides** I am feeling too tired.
その土地の住人は新しい道路を求めています。さらには経済効果も期待できるからです
・The local residents would like a new road**;** **moreover**, there are good economic reasons for building it.
医療費の予算が10％カットされ，したがって廃業する病院があるかもしれません
・The budget for healthcare has been cut by 10%**;** **accordingly** some hospitals may be forced to close.
PMDAは承認までに長期安定性データを求めてきました。したがって，研究者にすぐに仕事を開始するよう依頼しなくてはなりません
・PMDA required long-term stability data by the time of approval**;** **therefore** we have to ask the researchers to begin to work immediately.
証拠がほとんど火事で破損してしまいました。したがって，彼が有罪であることを証明できません
・Most of the evidences were destroyed in the fire**;** **thus** it would be almost impossible to prove him guilty.

②セミコロンは，コンマの大きいものと考え，連続した語を大別する時に使うことができる。
出席者にはX社社長の田中氏，Y社副社長の桜井氏，Z社常務の藤田氏がいました
・Among those present were A. Tanaka, president of X Corporation**;** B. Sakurai, vice president of Y Corporation**;** and C. Fujita, managing director of Z Inc.

4. コンマ (comma)「,」

文章の中でコンマを使うことで主節と従属節を区切る。また，通常3つ以上の語・句を並べる時，最後の語句の前に「and」や「or」を置くが，その時，原則として「and」や「or」の前にコンマを入れる。コンマはよく知られているので，例文は省略する。

5. ダッシュ (dash)「—」

ダッシュや括弧は，コンマと同様に本文中の重要な文章に対する説明的な句，センテンスなどを分離するのに用いられる。ダッシュで前後を挟む場合は通常，コンマでもよい（括弧の場合は，括弧で囲まれた内容がなくても大意には影響しない。しかし，ダッシュで囲まれた内容は重要である）。

ヒーラ細胞，組織培養に使われるヒトのがん細胞は，ウイルスの増殖に都合よく使われます

- HeLa cells—human cancer cells adapted to tissue culture—are most conveniently used for virus propagation.

⇒また，ダッシュはコロンと同じように見出しと説明の間に入れて使うこともできる。

- Microbiological assays—The test organism used was ….

16 数値における「以上」「以下」「より多い」「より少ない・未満」等の表現

Point 数値における「以上」「以下」「より多い」「より少ない・未満」等の表現の例文を示すが，数値には必要に応じて単位 (m, cm, liter, ml, g, mg, %, ℃, etc.) が必要であることに注意いただきたい。

1. 以上

例えば日本語で「50以上」という場合は数値の50を含んだ表現となる（もし50を含まなければ「50より多い，50を超えた，50を超過した」といった表現になる）。以下に「50以上」を英語でどう表現するかを示す。

- 50 or (and) more
- 50 or (and) above
- 50 or (and) over
- not less than 50
- no less than 50
- ≧50
- 50 or (and) higher（レベル，高さ）
- 50 or (and) taller, longer, larger, older, etc.

（高さ，長さ，大きさ，年齢等）
＜例文＞

悪心や嘔吐は1回に20mg以上の経口投与から生じる

- Nausea and vomiting may result from single oral doses of **20mg or more**.

アメリカでは，1987年までは黄色ブドウ球菌の80％以上がペニシリンGに抵抗を示した

- In the US, **80% or more** of Saureus strains were resistant to penicillin G until 1987.

2. 以下

例えば日本語で「50以下」という場合，数値の50を含んだ表現となる（もし50を含まなければ「50より少ない，50未満，50に満たない」といった表現になる）。以下に「50以下」を英語でどう表現するかを示す。

- 50 or (and) less
- 50 or (and) below
- not more than 50
- no more than 50
- up to 50
- not exceeding 50
- ≦50
- 50 or (and) lower（レベル，高さ）
- 50 or (and) shorter, smaller, younger, etc.

（高さ，長さ，大きさ，年齢等）
＜例文＞
本剤は10℃以下で保存すること
- This product should be stored at **10℃ or below**.

この低アルコールビールはアルコール含有量が1%以下である
- This low-alcohol beer has an alcohol content of **1% or less**.

3. 〜より多い

例えば数値の50を含まず，「50より多い，50を超えた，50を超過した，50超」という場合，英語でどう表現するかを以下に示す。

- more than 50
- above 50
- over 50
- in excess of 50
- exceeding 50
- >50
- higher than 50（レベル，高さ）
- taller, longer, larger, older, etc. than 50

（高さ，長さ，大きさ，年齢等）
＜例文＞
体重50kgを超える小児には，成人用量が推奨される
- For children weighing **more than 50kg** the adult dosage is recommended.

4. 〜より少ない，未満

例えば数値の50を含まず，「50より少ない，50未満，50に満たない」という場合，英語でどう表現するかを以下に示す。

- less than 50
- below 50
- under 50
- <50
- lower than 50（レベル，高さ）
- shorter, smaller, younger, etc. than 50

（高さ，長さ，大きさ，年齢等）
＜例文＞
無機ヨウ化物の血中濃度は1μ/100ml未満であった
- The plasma concentrations of inorganic iodide were **less than 1μ/100ml**.

5. 〜以上〜未満

「例えば30以上50未満」という表現は以下のようになる。

（この場合，30は含まれ，50は含まれない）。
- not less than 30 but less than 50
- ≧30 and <50

6. 〜以上〜以下

「例えば30以上50以下」という表現は以下のようになる。

（この場合，30も50も含まれる）。
- not less than 30 but not more than 50
- ≧30 and ≦50
- from 30 to 50 (both) inclusive

⇒pages 5 to 24 inclusive ＜5pから24pまで（5pと24pを含めて）＞

- from July 1 to 31 (both) inclusive ＜7/1から7/31まで（1日も31日も含めて）＞

注：《米》では(from) July 1 through 31 という。

17 後に来る数値（日時）や曜日を「含む」および「含まない」場合の表現

Point 数値以外にも日時や曜日の表現で当日を「含む,含まない」が微妙な場合があるので，その場合にも注意が必要である。

1. 表示された日時や曜日が含まれない表現

- after Friday

「金曜日より後に，金曜日を過ぎて」：この場合「金曜日」は含まれない

- before Friday, prior to Friday

「金曜日より前に」：この場合も「金曜日」は含まれない

12月1日より前に申し込んでください
- Please submit an application before December 1.

⇒（この場合，12月1日に申し込んだのでは遅い。11月30日までに申し込む必要がある）

2. 当日も含まれることを「明示したい」ときの表現

以下の例では「金曜日」も含まれる。
- on and after Friday（金曜日以降）
- on or before Friday（金曜日以前）
- up to Friday（金曜日まで）
- (from) Monday through Friday（月曜から金曜まで）
- from Monday to Friday (both) inclusive（月曜から金曜まで）

私たちは6月の初めから9月末まで東京にいます
- We will be in Tokyo (from) June through September.
- We will be in Tokyo from June to September (both) inclusive.
- We will be in Tokyo from the beginning of June to the end of September.

3. By　　前置詞

「by」は「〜までに，〜を締め切りとして，〜を期限として，〜よりも遅れることなく，以内に」，すなわち，"not (no) later than a particular time, date, etc."という意味で「終了時刻・期限」を示す前置詞である。その後に示される数値を「終了時刻・期限として，ぎりぎりそれまでに，その前に」という意味である。以下の例文を使ってより詳しく説明する。

たいてい6時までには仕事を終える
- I usually finish work **by** 6 o'clock.

たいてい6時前には仕事を終える
- I usually finish work **before** 6 o'clock.

⇒この場合 "**before** 6 o'clock"では漠然と「6時前に」だが "**by** 6 o'clock"では「6時ぎりぎりまで」働くという意味が込められている。

今年の会議への出席を希望される場合は，Eメール，または電話で，2014年4月1日までにご連絡ください
- If you are interested in attending this year's conference, please notify us by email or telephone **by** April 1, 2014.

⇒この場合の"April 1, 2014"は期限内に含まれ，「2014年4月1日終了時の（ぎりぎり）前までに，すなわち遅くても4月1日中にご連絡ください」という意味になる。

知っておきたい 英単語・英語表現

回答は3月31日までにファックスでお送りください
- You are requested to send your answers **by** March 31.

⇒この場合の"by March 31"も期間内に含まれ、「3月31日終了時の（ぎりぎり）前までに，すなわち遅くても3月31日中にご連絡ください」という意味になる。

今週の金曜日までに資料を送っていただけますか
- Could you send me the documents **by** Friday?

⇒この場合の"by Friday"も同様に「遅くても金曜日中に送ってください」という意味になる。また，漠然と「金曜日中に」というよりは，できれば以下のように時間などを限定すればもっと明確になる。

今週の金曜日の午前中に資料を送っていただけますか
- Could you send me the documents **by** the noon of Friday?
- Could you send me the documents **by** 12:00 of Friday?
- Could you send me the documents **to reach** in the morning of Friday?

4. Until 　前置詞

「until」は動作・状態の継続の期限を表し，「…まで，…になるまで，に至るまで（ずっと）」という意味である。本来はその時点で継続してきたことが停止することから，正確には含まないととられることが多い。したがって，「～から～まで」という表現で「from ～ until（till）～」として使うことがあるが，その場合，注意が必要である。

私たちは6月から9月末まで東京にいます
- We will be in Tokyo from June **until** September.

⇒この場合，9月を含むのか否かはっきりしない。9月も含めることを明確に表現するには，前述したように，"(from) June through September"あるいは"from June to September inclusive"とするほうがよい。

18 使役動詞としての「have」の使い方

Point　「have」を「～させる，～してもらう」という意味の「使役動詞」として使う場合は《have ＋ 目的語＋動詞の原形》と《have ＋目的語＋過去分詞》の2つの文型があり，前者の「目的語」に当たる部分は「人」で，後者の場合は「もの・事柄」が当てはまる。それぞれの使い方に注意すること。

1. have ＋目的語＋動詞の原形

この場合は，「（人に）～させる，～してもらう」という意味になる（比較：「make」ほど強くない使役を表す）。

彼にPMDAとの話し合いの詳細を報告してもらいましょう
- I will **have him report** the details of the discussion with PMDA.

グローバルチームのメンバーに添付文書のドラフトをレビューしてもらいました
- We **had the global team members review** the draft package insert.

その国際会議の目的は人々に戦争の悲惨さを知ってもらうことです
- The purpose of the international conference is to **have people know** the miseries of war.

ここにある物をだれかに片付けさせましょう
- I will **have someone put** these things away.

私に何をさせたいですか／私はどうすればよいでしょうか
- What would you **have me do**?

2. have＋目的語＋過去分詞

この場合は，「(もの・事柄を)〜させる，〜してもらう」という意味になる。

添付文書のドラフトをグローバルチームのメンバーにレビューしてもらいました
- We **had the draft package insert reviewed** by the global team members.

グローバルチームとの会議の前に添付文書のドラフトを準備してもらいたい
- I would like to **have a draft package insert prepared** prior to the meeting with the global team.

これらの物を片付けさせましょう
- I will **have these things put** away.

この前髪を切ってもらったのはいつですか
- When did you **have your hair cut** last?

作文を先生に直してもらいました
- I **had my composition corrected** by our teacher.

19 感謝の表現

Point 感謝を表現する場合，過去の行為（好意）に対して感謝するのか，現在示されている行為（好意）に対して感謝するのかによって表現が違ってくるので注意が必要である。

Appreciate　他動詞

「appreciate」を「人の行為（好意）をありがたく思う，感謝する」という意味の**他動詞**で使う場合，「thank」よりフォーマルな表現となるが，「Thank you for your 〜」のように「人」を目的語には取らない。また，通常，過去に示された行為（好意），あるいは現在示されている行為（好意）に対して今現在感謝しているなら「appreciate 感謝している」と現在形とし，「appreciated」と過去形にはしない（過去に感謝していたことを表す場合は「appreciated」でよい）。また，今後（これから）相手に期待する行為（好意）に対して，前もって感謝をする場合は「**would appreciate**」あるいは「**will appreciate**」とする。

ご忠告ありがとうございます
→ I **appreciate** you for your kind advice. ［誤］
→ I **appreciate** for your kind advice. ［誤］
→ I **appreciated** your kind advice. ［誤］
- I **appreciate** your kind advice. ［正］

(1)「appreciate(動詞)」，「appreciation(名詞)」を使った例文

以下に，過去に示された行為（好意）あるいは現在示されている行為（好意）に対して今感謝していることを表す「appreciate(動詞)」，「appreciation(名詞)」を使った例文を示す。

ご親切ありがとうございます
- I **appreciate** your kindness.

早急にご対応いただき大変感謝しております
- I very much appreciate your prompt response to my request.

有益なコメントありがとうございます。プロトコルを作成する上で大変役に立ちます
- I appreciate your useful comments. It will be very helpful to us in preparing our protocol.

質問にすべてお答えいただきありがとうございました
- I appreciate your answering all my questions.

そのことをお知らせくださり，ありがとうございます
- I appreciate your letting me know about that.

滞在中いろいろご親切にしていただき誠にありがとうございました
- I sincerely appreciate your courtesy extended to me while I was there.

本日は，お話しする機会をいただきありがとうございます
- I appreciate the opportunity to speak with you today.

情報をありがとうございました。とても感謝しております
- Many thanks for the information—this is greatly appreciated.

お招きいただいたことに感謝の意を表したいと思います
- I would like to extend/express my appreciation for the invitation.

ニューヨーク訪問の際には，貴重なお時間を割いていただき厚くお礼申し上げます
- Please accept my sincere appreciation for your kindness in sparing your valuable time for me during my visit to New York.

(2)「would appreciate」，「will appreciate」を使った例文

下記に，今後（これから）相手に期待する行為（好意）に対して前もって感謝を表す「would appreciate」あるいは「will appreciate」を使った例文を示す。多くの場合，手紙やメールの最後に書く文章で，日本語訳としては「よろしくお願いいたします」となる。

この件についてご支援ご協力のほど，よろしくお願いいたします
- I would appreciate your assistance and cooperation in this matter.

ご検討いただけたらありがたく存じます
- I would appreciate your kind consideration.

大至急ご意見をいただければ誠にありがたく存じます
- I would very much appreciate receiving your comments earliest possible.

この件につき，ご協力いただけましたら幸甚に存じます
- Your cooperation in this respect would be greatly appreciated.

早急にご返事いただければ大変ありがたく存じます
- Your prompt reply would be highly appreciated.

余計なお手数をおかけして申し訳ありませんが，上記にお願いいたしました資料をお送りいただけましたらありがたく存じます
- Sorry to put you to extra trouble, but we would appreciate it if you could provide us with the materials as requested above.

上記提案に対しご配慮のほどよろしくお願いします
- I will appreciate your kind attention to this proposal.

新製品開発計画の立案を手伝っていただきますようお願いいたします
- I will appreciate your assistance in designing a new product development plan.

(3)「今感謝している」ことを表すその他の例文

ご親切ありがとうございます
- **Thank** you for your kindness.

早急にご対応いただきありがとうございました
- I would like to **thank** you for your prompt response to my request.

ご助言ありがとうございます。プロトコルを作成する上で大変助けになります
- I wish to **thank** you very much for your kind advice. It will be very helpful to us in preparing our protocol.

至急データをご送付いただき心からお礼申し上げます
- I wish to express my sincere **thanks** to you for sending me the data so quickly.

会議に際しては，お時間を割いていただきましたこと，またコメントをいただきましたこと大変感謝いたしております
- I am **grateful** to you for the time you spared for me and for the comments you made at the meeting.

ご親切に対し深く感謝いたします
- I **am** much/deeply **obliged to** you for your kindness.

あなたのご努力に対し感謝の意を表したいと思います
- I wish to express my **gratitude** for your efforts.

(4)「前もって感謝を表す」ためのその他の例文

日本語訳としては「よろしくお願いいたします」となる。

無理を言って申し訳ありませんが，私どもの提案についてご検討いただけたら幸甚に存じます
- Sorry to impose on you, but we would **be grateful for** your kind attention to our proposal.

できるだけ早くご返事をいただければありがたいです
- I would **be** very **grateful to** receive a reply as soon as possible.

この添付文書案を金曜日までにレビューしていただけたら幸いです
- We would **be grateful** if you could review this draft package insert by Friday.

これからも引き続きご支援ご指導のほどよろしくお願いします
- I will **be grateful** to you **for** your continued support and guidance in the future.

この週末おいでいただき，一緒に参加していただければうれしく存じます
- I would **be** very **happy** if you could come along on this weekend and join us.

私たちの提案をご検討いただきますようよろしくお願いいたします
- We **thank** you **in advance** for considering our proposal.

この件について，さらに情報を収集してくださることに前もってお礼申し述べます
- Let me **thank** you **in advance** for your help in collecting more information on this matter.

このドラフトを大至急レビューしていただきますようお願いいたします
- **Thank** you **in advance** for your kindness in reviewing this draft as soon as possible.

この件についてさらに情報をいただければ幸いです
- I **look forward to** hearing from you further on this matter.

早急なご返事をお待ちしています「よろしくお願いします」
- We **are looking forward to** your prompt reply.

今後ともご支援ご協力のほどよろしくお願いいたします
- I **would like to ask for** your continued support and cooperation.

今後ともご協力いただけますことを期待しております

- We **look forward to** your continued kind cooperation in the future.

> **注意**
> ① "Thank you in advance for～"は，「実際にはまだお世話になっていないけれど，あらかじめお礼を言っておきます」というニュアンスで，相手が当然そうしてくれることを期待している表現なので，目上の人へのメールなどには注意が必要。
> ② "look forward to～"は，前もって感謝を表すわけではないが，「…を楽しみにして待つ，期待する」という意味で「よろしくお願いします」という表現になる。

20 「一致」，「同様」，「同等」，「同じ」，あるいは「類似」という用語が入った例文

Point 「同じである，同様である，同等である，あるいは類似している」という意味の形容詞としては，"same", "equal", "similar", "equivalent", "comparable", "identical", "alike" 等があげられる。

1. Same　形容詞

「same」は「同じ」という意味で，常に定冠詞「the」をつけて使う。以下のように副詞を伴うと少し意味が変わってくる。

exactly the same：まったく同じ
almost the same：ほとんど同じ，ほぼ同じ
　　　　　　　　（nearlyより少し強い）
nearly the same：ほとんど同じ，ほぼ同じ
roughly the same：だいたい同じ

日本人と欧米人とでは，非ステロイド系抗炎症薬[nonsteroidal anti-inflammatory drug：NSAIDs]による消化管障害の発現率がほぼ同じであった

- The incidence of gastrointestinal disorder caused by NSAIDs in Japanese was **almost the same** as that in Caucasians.
- The data on Japanese were **almost the same** as those on Caucasians in the incidence of gastrointestinal disorder caused by NSAIDs.
- The data on Japanese and Caucasian patients were **almost the same** in the incidence of gastrointestinal disorder caused by NSAIDs.

2. Equal　形容詞

「equal」は「等しい，均等な」という意味で，やはり以下のように副詞を伴って少し意味が変わる。

absolutely equal：完全に等しい
exactly equal：まったく同様
almost equal：ほとんど同じ，ほぼ等しい
　　　　　　　（nearly：より少し強い）
nearly/approximately equal：ほとんど同じ，
　　　　　　　　　　　　　　ほぼ等しい
roughly equal：およそ等しい

日本人と韓国人とでは，非ステロイド系抗炎症薬NSAIDsによる消化管障害の発現率がまったく同様であった

- The incidence of gastrointestinal disorder caused by NSAIDs in Japanese was **exactly equal** to that in Koreans.
- The data on Japanese were **exactly equal** to those on Koreans in the incidence of gastrointestinal disorder caused by NSAIDs.
- The data on Japanese and Korean patients were **exactly equal** in the incidence of gastrointestinal disorder caused by NSAIDs.

3. Similar　形容詞

「similar」は「似ている，同様の，類似した，同類の」という意味で，やはり以下のように副詞を伴って少し意味が変わる。

exactly similar：まったく同じ
very similar：非常に似ている，極めて似ている
highly similar：極めて類似性が高い
remarkably similar：著しく似ている
quite similar：まったく似ている
fairly similar：かなり似ている
slightly similar：やや似ている

日本人と欧米人とでは，NSAIDsによる消化管障害の発現率がまったく類似していた

- The incidence of gastrointestinal disorder caused by NSAIDs in Japanese was **quite similar** to that in Caucasians.
- The data on Japanese were **quite similar** to those on Caucasians in the incidence of gastrointestinal disorder caused by NSAIDs.
- The data on Japanese and Caucasian patients were **quite similar** in the incidence of gastrointestinal disorder caused by NSAIDs.
- The incidence of gastrointestinal disorder caused by NSAIDs was **quite similar** between Japanese and Caucasians.

4. Equivalent　形容詞

「equivalent」は「同等の，等しい」という意味で，やはり以下のように副詞を伴うと少し意味が変わってくる。

absolutely equivalent：まったく同等
exactly equivalent：厳密に同じ
approximately/broadly/roughly equivalent：およそ同等，ほぼ同じ

日本人と韓国人とでは，非ステロイド系抗炎症薬NSAIDsによる消化管障害の発現率がおよそ同じであった

- The incidence of gastrointestinal disorder caused by NSAIDs in Japanese was **roughly equivalent** to that in Koreans.
- The data on Japanese were **roughly equivalent** to those on Koreans in the incidence of gastrointestinal disorder caused by NSAIDs.
- The data on Japanese and Korean patients were **roughly equivalent** in the incidence of gastrointestinal disorder caused by NSAIDs.

5. Comparable, Identical　形容詞

「comparable」も「identical」も上記の例題と同様に使えるので，ここでは省略する。

6. 類似性，同等性

「類似性，同等性」という意味の名詞としては，"similarity"，"equality"，"equivalence"等があげられる。

(1) Similarity 名詞

「similarity」は「類似性，類似点，共通点」という意味である。

NSAIDsによる消化管障害の発現率において，日本人と欧米人との間に類似性が認められた
- There is a similarity between Japanese and Caucasian patients in the incidence of gastrointestinal disorder caused by NSAIDs.

第Ⅱ相臨床試験で，日本人と欧米人との間にNSAIDsによる消化管障害の発現率に類似性があることが確認された
- The Phase II study confirmed the similarity between Japanese and Caucasian patients in the incidence of gastrointestinal disorder caused by NSAIDs.

日本人患者は，消化管障害の発現率において，欧米人患者に対し高い類似性を示した
- Japanese patients demonstrated remarkable similarity to Caucasian patients in the incidence of gastrointestinal disorder caused by NSAIDs.

(2) Equivalence 名詞

「equivalence」は「同等性，等価」という意味である。「bioequivalence」は「生物学的同等性」という意味になる。

試験結果はわが社の原薬とA社から入手した物質との化学的同等性を証明した
- The test data showed chemical equivalence of our drug substance to the material obtained from A company.

試験の結果，AとBの生物学的同等性が確認された
- The study confirmed the bioequivalence of A to B.
- The study confirmed the bioequivalence between A and B.

この2剤は品質，有効性，および安全性において同等である
- These two products are equivalent in quality, efficacy, and safety.（equivalent：形容詞）

21 「～が疑われる」，「疑わせる」，「疑わしい」，「疑い」の表現

Point 該当する英単語として "suspect", "questionable", "suggestive", "doubtful", "doubt" があげられる。

1. Suspect 動詞

「suspect」は「～を疑う，怪しいと思う」という意味の他動詞である。受動態の形で「～（疾患）が疑われる」という意味になる。

肺がんが疑われ，1月に手術を受けました
- Pulmonary carcinoma was suspected, and I had an operation in January.

気管支原性癌が疑われ，開胸術が行われました
- Bronchogenic carcinoma was suspected and thoracotomy was performed.

肺炎球菌性肺炎が疑われる場合には，ペニシリンGが第一選択薬である
- If pneumococcal pneumonia is suspected, penicillin G is the first-line treatment.

それらの成分はがんおよび遺伝子突然変異を引き起こす疑いがあります
- The ingredients are suspected to cause cancer and gene mutation.

その医薬品によると疑われる[思われる]副作用
- ADRs **suspected** to be due to the drug.

SARS疑い例
- **suspected** SARS case

感染症が疑われる症例
- **suspected** cases of infectious diseases

感染症が疑われる患者
- patients **suspected** to have an infectious disease

がんの疑いがある[がんが疑われる]患者
- patients with **suspected** carcinoma

自己免疫が原因と疑われる疾患
- disorders **suspected** to be due to autoimmune

妊娠している，あるいは妊娠の可能性がある女性
- women (who are) known or **suspected** to be pregnant

2. Questionable 　形容詞

「questionable」は「真実か否か疑わしい」という意味の形容詞である。

抗生物質の治療効果は疑わしいが，敗血症の小児では抗生物質での治療を行うべきである
- The treatment efficacy of antibiotics is **questionable**, but children with sepsis should be treated with antibiotics.

上部消化管X線写真から，十二指腸潰瘍が疑われました
- Roentgenograms of the upper gastrointestinal tract revealed **questionable** duodenal ulcer.

対照群で，臨床検査値に疑問のある[疑わしい]変動が認められました
- The control group showed **questionable** changes in laboratory test values.

その症状が治験薬によるものか否かは疑問です
- It is **questionable** whether the symptom is attributable to the study drug.

疑い例[疑わしい・疑問のある症例]
- **questionable** case

安全性評価における疑い例
- cases **questionable** in the safety evaluation

3. Suggestive 　形容詞

「suggestive」は後ろに前置詞の「of」を伴って「～を示唆している，暗示している」という意味の形容詞で，「～が疑わしい，～が疑われる」という意味になる。

これらの行動パターンは精神障害を示唆している[これらの行動パターンから精神障害が疑われる]
- These behavior patterns are **suggestive of** mental disorders.

病気の経過から，その症状を起こした薬剤としてX剤が最も疑わしい
- The course of illness was most **suggestive of** X drug as a drug having caused the symptom.

黄疸[おうだん]に伴う疾病の急性発現からみて，感染性肝炎が最も疑わしい
- The acute onset of illness associated with jaundice is most **suggestive of** infectious hepatitis.

進行[腫瘍増悪]を示唆する[疑わせる]変化が認められました
- Changes **suggestive of** progression were found.

病歴から頻脈性不整脈が疑われる患者
- patient whose history is **suggestive of** tachyarrhythmia

4. Doubtful 　形容詞

「doubtful」は「疑わしい，はっきりしない，あやふやな」という意味の形容詞で，「～が疑わしい」という意味になる。

本治験薬の抗胃炎作用は疑わしい
- The anti-gastritis effect of this study drug is **doubtful**.

患者の転帰［治療成績］はなお疑わしい
- Outcome of the patient is still **doubtful**.

この薬剤が小児患者にも有効か否かは疑わしい
- It is **doubtful** whether this drug will be also effective for pediatric patients.

最終結果については大いに疑問を持っています
- I am highly **doubtful** about the final results.

5. Doubt　動詞

「doubt」は「～を疑う，～かどうか疑う」という意味の他動詞で，やはり「～は疑わしい」という意味になる。

患者が視力を完全に回復するかどうかは疑わしい
- I **doubt** whether the patient will fully recover his sight.

その患者が術後良好な経過をたどるかどうかは疑わしい
- I **doubt** whether the patient will make favorable progress after the operation.

医者はその患者が肺がんだということに疑いをもっている［肺がんではないと思っている］
- The doctor **doubts** that the patient has a lung cancer.

それが急速な腎機能不全によるものであったということに疑いをもっている［そうではないと思っている］
- I **doubt** that it was due to the rapid kidney failure.

その副作用は治験薬によるものだということはほぼ疑いない
- I can hardly **doubt** that the adverse reaction was caused by the study drug.

6. Doubt　名詞

「doubt」を名詞として使う場合は「疑い，疑惑」という意味になる。

狭心症は，心筋への酸素の需要と供給の間の差異によるものであることは疑いの余地はない
- There is little **doubt** that angina pectoris is due to a discrepancy between the demand for and supply of oxygen to the myocardium.

プロトコルの遵守に何らかの疑いがある場合，その患者は治験から除外すべきである
- When any **doubt** exists as to compliance with the protocol, the patient should be eliminated from the clinical study.

計画の実行可能性については大いに疑わしい
- There is a considerable **doubt** about the feasibility of the plan.

22 「遅れ」，「遅れる」，「遅い」という表現

Point 該当する英単語として，delay, behind, late, slow 等があげられる。

1. Delay [名詞] [他動詞]

(1)「delay」を「遅れ，遅延，遅滞」という意味の「名詞」で使う場合の例文

返事が遅れてすみません
- I apologize for the **delay** in replying to your e-mail.
- Sorry for the **delay** in responding to your e-mail.
- I regret the **delay** in writing to you.

そのような状況では遅れが生じてしまうのではないかと心配しています
- We are concerned that **delay** will arise/occur in such circumstances.

吸収開始の遅れ，最高血中濃度の低下，および血中濃度の延長が見られます
- There is a **delay** in the onset of absorption, lower C_{max}, and prolonged blood concentration.

添付文書案の作成が大幅に遅れています
- There has been a long **delay** in preparing a draft package insert.

2日遅れてそれを受け取りました
- We had a **delay** of two days in receiving it.

飛行機の到着がおよそ30分遅れそうです
- There will be a **delay** of about 30 minutes in the arrival of the flight.

その列車は2時間遅れで到着しました
- The train arrived after a **delay** of two hours.

品物を郵便で受け取る場合は大幅に遅れます
- There are long **delays** in getting goods by post.

(2)「delay」を「延ばす，遅らせる」という意味の「他動詞」で使う場合の例文

「delay」は主に早くすべきことを，ある時期までぐずぐず先延ばしにすること，「postpone」はある理由で一定の時まで延期することを意味する。

試験の開始を長いこと遅らせるわけにいきません
- We cannot **delay** the start of the study much longer.

彼は精密検査を受けるのを一日一日先延ばしにしている
- He **delays** undergoing a complete medical examination from day to day.

この病気のために仕事が数カ月遅れました
- This illness **delayed** my work by several months.

彼へ手紙を出すのをどうして延ばしているのですか
- Why have you **delayed** writing to him?

添付文書の改訂が大幅に遅れています
- Revision of the package insert has been long **delayed**.

その試験は3週間遅れています
- The study has been **delayed** for 3 weeks.

交通事故のため遅れました
- I was **delayed** by a traffic accident.

⇒「postpone」を「延期する，後回しにする」という意味の他動詞で使う場合の例文を以下に示す。

開発チームは，準備が予定より遅れているため試験の開始を延期することにしました
- The development team has decided to **postpone** the start of the study because preparations are behind schedule.

ミーティングは2週間延期になりました
- The meeting was **postponed** for two weeks.

決定は次の会議まで先送りされることになりました
- The decision was **postponed** until the next meeting.

2. Behind [副詞] [前置詞]

「behind」を「遅れて，遅れをとって」という意味の「副詞」または「前置詞」に使う場合の例文を以下に示す。

私たちはプロトコルの作成にひどく遅れをとっています
- We are badly **behind** in preparation of the protocol.

プロトコルを仕上げるのに約3週間遅れています
- We have been about three weeks **behind** schedule in completing the protocol.

プロトコルは約3週間遅れで完成しました
- The protocol has just been completed with approximately 3 weeks **behind** schedule.

日本は米国に遅れることなく承認申請を提出することができました
- In Japan, we could submit the NDA without time lag **behind** the US.

この研究は約5年遅れています
- This study is nearly five years **behind**.

この開発では日本は10年遅れています
- Japan lags 10 years **behind** in this development.

われわれはこれらの点で他国に大きく遅れをとっています
- In this study, we lag far **behind** other countries in these points.

3. Late [形容詞] [副詞]

「late」を「遅い，遅くなって，遅れて」という意味の「形容詞」または「副詞」に使う場合の例文を以下に示す。

返事が遅れてすみません
- Sorry for being **late** in responding to your e-mail.
- Sorry I am so **late** in writing this e-mail.

遅れずに調査報告書を提出してください
- You are requested not to be **late** in presenting the report on the survey.

私たちの最終決定は1週間遅れる見込みです
- We will be one week **late** in making the final decision.

列車は2時間遅れて到着しました
- The train arrived two hours **late**.

今年は桜の開花が遅い
- The cherry blossoms are **late** in blooming this year.

4. Slow [形容詞] [他動詞]

（1）「slow」を「遅い，ゆっくりした，手間取って」という意味の「形容詞」として使う場合の例文

その試験は進行が遅い
- The study is **slow** in progress.

今回ご返事が遅れたのは，その問題の最新情報を得るのに時間がかかったからです
- The reason I was **slow** in writing back to you this time is that it took time to get the latest information on the issue.

その患者の回復が遅かった
- The patient's progress toward recovery was **slow**.

彼はなかなか理解できなかった
- He was **slow** to understand the situation.

(2)「slow」を「遅くする，遅らせる」という意味の「他動詞」として使う場合の例文

A剤をB剤と併用することでがんの進行を遅らせることができると期待されています

- Use of A drug in combination with B drug is expected to **slow** the progression of cancer.

ジギタリスは反射性頻脈患者の心拍数を著しく遅くします

- Digitalis markedly **slows** the heart rate in patients with reflex tachycardia

列車はスピードを落としました

- The train **slowed** down its speed.

その薬をお酒と一緒に飲むと心拍数が減ります

- If you take the drug with alcohol, the heart rate will be **slowed**.

23 メリット・デメリットの表現

Point　「メリットがある」という日本語の意味を英語で表現する時，単純に「merit」という単語を使うのでは不適切な場合が多い。多くの場合「advantage」という単語を使うほうがより適切なので注意が必要である。「メリット」は日本語であること，したがって，必ずしもメリット＝ merit ではないことを頭に入れておく必要がある。

1. Advantage　名詞

「advantage」は「（他と比べて）有利，有利な点，利点，優位，優れた点，強み，長所」という意味である。

A剤は既存品に比べ，安全性という点でメリットがあります

→ A Drug has a **merit** over the existing drugs because of its safety. ［誤］

- A Drug has an **advantage** over the existing drugs because of its safety. ［正］

この場合，「A剤は既存品よりも有利な点がある（優位にある）」という意味であるから，「advantage」を使ったほうがよい。

A剤「抗生物質」は感受性菌に対し，組織内濃度がおよそ1週間持続するというメリットがある

→ A Drug (antibiotic) has a **merit** that tissue concentration remains effective against sensitive strains for approximately one week. ［誤］

- A Drug (antibiotic) has an **advantage** that tissue concentration remains effective against sensitive strains for approximately one week. ［正］

この場合も，「（他剤に比べ）優れた点がある」という意味になるので，やはり「advantage」を使ったほうがよい。以下に「advantage」を使った例文を示すので，「merit」とはニュアンスが異なることを確認していただきたい。

これらの抗生物質の多くは独自に有利な点を持っています

- Many of these antibiotics have unique **advantages**.

この薬剤は，リスクを伴うことなくアスピリンの持つすべての利点を備えています

- This drug provides all the **advantages** of aspirin without the risks.

XX剤は，皮疹を起こす傾向がやや少ないということ以外は，YY剤よりも優れた点はありません

- XX has no **advantage** over YY except for a slightly lesser tendency to cause skin rashes.

そうした場合には，静脈内投与が有利となります
• In such cases, the intravenous route will bring **advantages**.

新発売の薬剤は3日以上使用する必要がないという利点を備えています
• The newly-marketed drug has the **advantage** that there is no need to extend its use beyond 3 days.

結論を延ばすことで利点が見出せるかもしれません
• You might find an **advantage** in postponing your decision.

早く申し込んでも何ら有利な点はありません
• There is no **advantage** in applying early.

これらの方法にはそれぞれ強み［利点］と弱み［欠点］があります
• Each of these methods has its **advantages** and disadvantages.

母乳は粉乳に対して多くの利点を持っています
• Breast milk has many **advantages** over powdered milk.

PCを使うことの主な利点は時間を節約できる点にあります
• The main **advantage** of using PC is the amount of time you save.

せとものの皿のほうが木の皿よりも清潔にしておけるという利点があります
• Porcelain dishes have an **advantage** over wooden ones in being more easily kept clean.

2. Merit　名詞

「merit」は「他と比べて」というよりも，それ自体の「価値, 真価, 実力, 功績, 手柄, 長所, 取りえ」という意味である。以下に「merit」を使った例文を示すので，「advantage」とはニュアンスが異なることを確認していただきたい。

この行動方針にはあまり価値がありません
• There is not much **merit** in this course of action.

新製品の日本での開発に当たっては，その経済的価値を考慮する必要があります
• In developing the new product in Japan, its economic **merit** should be taken into consideration.

その計画のよいところは主にその単純さにあります
• The chief **merit** of the plan is in its simplicity.

彼は，彼の真価［実力］によって私たちの代表に選ばれました
• He was chosen as our representative on his own **merits**.

その絵は芸術作品としてかなりの価値があります
• The painting shows considerable **merit** as a work of art.

新しい健康促進プログラムの価値が徐々に認められてきています
• The **merits** of the new health program are gradually being recognized.

各申請については，それ自身の価値によって判断します
• We should judge each application on its own **merits**.

このシステムは情報を検索しやすいというメリットがあります
• This system has the **merit** of being easy to search for information.

3. Benefit　名詞

「benefit」は主に「人々のためになること，公共の利益になること，利益，恩恵，有益，利点」という意味である。医薬品に使う場合は，「効果，有効，有用性」という意味で使える。

テレビには多くの利点があります
→ Television provides many **advantages**. ［誤］

• Television provides many **benefits**. ［正］
この場合，テレビを何かと比べてよいといっているのではなく，「人々に多くのよい結果（恩恵

164

をもたらす」という意味であるから，「**benefits**」が正しい．以下に「**benefit**」を使った例文を示す．

治療効果を確かめるには，数カ月必要と思われます
• Several months may be necessary to ascertain therapeutic **benefits** of the treatment regimen.

その向精神薬は特殊な症候群や症状群に対し臨床上の有用性を示します
• The psychotropic drug provides clinical **benefits** for specific syndromes or complexes of syndromes.

コルチコステロイド療法は肺疾患の患者に非常に有益です
• Corticosteroid therapy is of great **benefit** to patients with pulmonary diseases.

その薬剤はほとんどの患者にとって限られた効果しかありません
• The drug has been only of limited **benefit** to most patients.

研究を始めてすぐさま会社に利益をもたらすとは思えません
• We don't see any immediate **benefit** to the company in starting the research.

宇宙開発がもたらす恩恵を認める会社がますます増えています
• More companies are recognizing the **benefits** of space exploration.

4. Profit 〔名詞〕

「**profit**」は「物質的または金銭上の利益，あるいは 損得 の 得，益」という意味である．以下に「**profit**」を使った例文を示す．

会社は市場のシェアを維持するためには利益が少なくなることを承知しました
• The company accepted lower **profits** of the product to maintain its market share.

新聞は紙上に掲載する広告で利益をあげます
• Newspapers make a **profit** from the advertisements they carry.

2年以内に目標を達成できたら利益を2億ドル増やせるでしょう
• If we reach our goal within two years, we will improve our **profits** by $200 mil.

誰も品物を売って公正な利益を得ることで責められることはありません
• Nobody can be blamed for making a fair **profit** on the things they sell.

不平を言っても何の得にもなりません
• There's no **profit** in complaining.

日本で不動産に投資しても，もはや巨額の富を得ることはできません
• In Japan, we can no longer make huge **profits** by investing in real estate.

⇒参考1

「メリットとデメリット」という意味では，「それ自体の長所と短所」とも「他と比べての長所と短所」とも考えられる．したがって「**merits and demerits**」も「**advantages and disadvantages**」のどちらも使われる．以下に例文をあげる．

私たちはこのプロジェクトの長所と短所をよく考えなければなりません
• We have to consider **merits and demerits** of this project.

この方法では，長所と短所が相殺してしまいます
• The **merits and demerits** of this method counteract each other.

会議ではこのプランを実行することの利点と欠点について話し合います
• At the meeting, we will discuss both the **advantages and disadvantages** of implementing this plan.

⇒参考2

「価値」という意味では，「worth」や「value」でもよい。

① 「worth」は「価値，値打ち」という意味で，ものの評価や重要性などを意味する。

人間の価値はその人の所有する富によって計れるであろうか
- Can a man's **worth** be measured by his wealth?

あなたの支援は何ものにも変えがたい貴重なものです
- Your support is of priceless **worth** to me.

② 「value」は「worth」とほぼ同じく「価値，値打ち」という意味である。

ある人々にとって，知識はそれ自体絶対的な価値があるものです
- For some people, knowledge in itself is an absolute **value**.

新しく発見された絵画はその時代を研究する歴史家には相当の価値を持っています
- The newly-discovered paintings have considerable **value** for historians of the period.

24 「～と思われる」，「考えられる」の表現（1）

Point 該当する動詞として "think", "consider", "believe", "expect", "presume" があげられる。

1. Think　動詞

「think」は自動詞，他動詞ともに「～だと思う・考える」という意味である。したがって「It + be動詞 + thought + that節」，「be動詞 + thought + (to be) + 補語（形容詞か名詞）」または「be動詞 + thought + to do」の受動態の文章では「～と思われる，～と考えられる」という意味になる。

日本人での有害事象の発現率は欧米人と比べて高いと思われます
- **It is thought that** the incidence of adverse events observed in Japanese is higher than that in Caucasians.
- The incidence of adverse events observed in Japanese **is thought higher** than that in Caucasians.

提出されたデータでは，本剤の有効性を証明するには不十分であると思われます
- **It is thought that** the data presented is inadequate to prove the efficacy of the drug.
- The data presented **is thought inadequate** to prove the efficacy of the drug.

H5N1型は当初，アジアだけに限られていると考えられていました
- **It was thought that** the H5N1 strain had initially been prevailed only in Asia.
- The H5N1 strain **was** initially **thought to have been prevailed** only in Asia.

長い間その絵画は戦争で焼失したと考えられていました
- **It has been** long **thought that** the painting was burnt out during the war.

喫煙が肺がんの原因である可能性が最も高いと思われています
- Smoking **is thought to be the most likely cause** of lung carcinoma.

両治療群に民族的差が存在すると考えられました
- Ethnic differences **were thought to exist** between the two treatment groups.

2. Consider 動詞

「consider」も自動詞，他動詞ともに「～だと思う・考える」という意味である。「think」よりあらたまった言い方で，客観的に熟慮してそう思うことである。したがって仮定の事柄には使わない。「think」同様「be動詞＋considered＋(to be)＋補語(形容詞か名詞)」または「be動詞＋considered＋as補語(名詞)」あるいは「be動詞＋considered＋to do」の受動態の文章では「～と思われる，～と考えられる」という意味になる。その他にも「consider」は「みなす，認める，検討する」という意味もある。

日本人での有害事象の発現率は欧米人と比べて高いと考えられます
- The incidence of adverse events observed in Japanese is considered higher than that in Caucasians.

プロトコルに示された目標症例数では，本剤の有効性を証明するには不十分であると考えられます
- The sample size shown in the protocol is considered insufficient to verify the efficacy of the drug.

示された解析方法では不適当と思われます
- The analysis method specified is considered inappropriate.

これは最優先課題と思われます
- This issue is considered to be the top priority.

会議で示された臨床データパッケージで結構だと思います
- The clinical data package shown at the meeting is considered to be acceptable.

鎮痛剤の投与は原因療法に至るまでの暫定的措置として考慮されます
- Administration of analgesics is considered as an interim to more definitive therapy.

外傷も慢性硬膜下血腫の原因として考えられます
- Trauma was also considered as a cause of chronic subdural hematoma.

喫煙は肺がんを引き起こすと考えられています
- Smoking is considered to cause lung cancer.

⇒参考

「consider」の場合は「It is considered that ～」の構文は不適当であり，使わないよう注意すること。

3. Believe 動詞

「believe」は自動詞，他動詞ともに「～だと信じる，思う・考える」という意味である。したがって「It＋be動詞＋believed＋that節」，「be動詞＋believed＋(to be)＋補語(形容詞か名詞)」または「be動詞＋believed＋to do」の受動態の文章では「～と信じられている，思われる，考えられる」という意味になる。

日本人での胃がんの発現率は欧米人と比べて高いと考えられています
- The incidence of gastric cancer in Japanese is believed higher than that in Caucasians.

このタンパク質はがん腫瘍の治療に効果的であると考えられています
- This protein is believed to be effective for treating cancer tumors.

雪崩は暖かい日が続いたためと思われます
- The avalanche is believed to be a result of the recent warm weather.

この化学物質はがんを引き起こすと思われています
- This chemical substance is believed to cause cancer.

4. Expect 動詞

「expect」は自動詞，他動詞ともに「～であると予想する，期待する，予期する，思う」という意味である。したがって「It + be動詞 + expected + that節」，「be動詞 + expected + to be + 補語（形容詞か名詞）」，「be動詞 + expected + as補語（名詞）」または「be動詞 + expected + to do」の受動態の文章では「～と予想される，期待される，思われる，考えられる」という意味になる。

PMDAからの第1回目の照会事項はここ数日中に出されると思われます
・It is expected that we will receive the first round queries from PMDA in a few days.

米国では2005年までに肥満が死因のトップになると予想されていました
・It was expected that obesity would become the number one cause of death in the US by 2005.

彼は病気から急速に回復すると思われます
・It is expected that he will rapidly recover from the illness.

手術は困難なものになると思われます
・The surgery is expected to be difficult.

この新薬はAIDSにも結核にも有効であると期待されています
・This new drug is expected to be useful for both AIDS and tuberculosis.

その研究は難治性低血圧治療の実現に向けたステップになると期待されています
・The research is expected to be a step toward a possible treatment of intractable hypotension.

その臨床試験は9月末までに完了する見込みです
・The clinical study is expected to be completed by the end of September.

その有害事象は比較的高い発現率で現れると思われました
・The adverse event was expected to occur at a relatively high incidence.

5. Presume 動詞

「presume」は自動詞，他動詞ともに「推定する，推測する，～と思う，想像する，思い込む」という意味である。したがって「It + be動詞 + presumed + that節」，「be動詞 + presumed +（to be）+ 補語（形容詞）」または「be動詞 + presumed + to do」の受動態の文章では「～と推定される，思われる，考えられる」という意味になる。

PMDAは薬物動態データについて何らかコメントすると思われます
・It is presumed that PMDA will make some comments on the pharmacokinetic data.
・PMDA is presumed to make some comments on the pharmacokinetic data.

そのスキーヤーは雪崩で死亡したと思われました
・The skier was presumed dead in an avalanche.

肉芽腫は感染性で，おそらく結核性のものと考えられます
・The granuloma is presumed to be infectious, probably, tuberculous.

韓国人と日本人の薬物動態は類似していると思われました
・The PK in Koreans was presumed to be similar to that in Japanese.

脂肪肝は栄養障害に関係があると推定されます
・Fatty livers are presumed to be related malnutrition.

ビタミンCは細胞内の電子伝達に重要な役割を演じていると考えられます
・Vitamin C is presumed to play an important part in electron transfer in the cell.

25 「～と思われる」，「考えられる」の表現（2）

Point 該当する動詞として次に "suppose", "seem", "appear", "feel", 等があげられる。

1. Suppose　動詞

「suppose」は「～だと思う，考える，推定する，想像する」という意味の他動詞である。したがって「be動詞 + supposed +（to be）+ 補語（形容詞）」または「be動詞 + supposed + to do」，「It + be動詞 + supposed + that節」，の受動態の文章では「～と思われる，～と考えられる」という意味になる。

赤ワインは健康によいと考えられています
- Red wine is **supposed (to be) healthy**.

そのようにたくさんの患者を集めるのは難しいと思われます
- It is **supposed (to be) difficult** to recruit such a large number of patients.

その肺病変は気管支原性癌に起因していると思われました
- The pulmonary lesions were **supposed to arise** from bronchogenic carcinoma.

彼女はその質問に対する適切な回答を持っていると思われます
- She **is supposed to have** an appropriate answer to the question.

この木は500年ここに立っているそうです
- This tree **is supposed to have been here** for five hundred years.

彼らは前からそのことをすべて知っていたと思われます
- They **are supposed to have known** all about it.

彼らはそのことをすべて知っていたと思われます
- **It is supposed that** they knew all about it.

⇒ただし以下の例文のように「supposed to be ～」，あるいは「supposed to do～」は「（義務・規則・取り決め・約束・任務などにより）～することになっている，～するはずである」という意味でも使われるので，注意が必要である。

患者は治療の選択肢について知らされるはずです
- Patients **are supposed to be informed** about choices for treatment.

彼女は今日9時にここに来ることになっていました
- She **was supposed to be here** at nine today.

それは秘密にしておかなくてはなりません
- It **is supposed to be a secret**.

雨が降るはずでした
- It **was supposed to rain**.

2. Seem　動詞

「seem」は「～と思われる，見える，～らしい」という意味の自動詞で，通常，話し手の推量を込めた見方・判断を示す。使い方を以下に解説する。
⇒「seem」は主観的にみて真実性のありそうな事柄に用いる。後述の「appear」は，実際はそうでなくても（外見上）そのような印象を与えることを示す。

(1) 「seem＋(to be)＋補語」

今日は気分がよいように見えます
- He **seems (to be) better** today.（現在の事柄を現在の視点で述べている）

昨日は気分がよいように見えました
- He **seemed (to be) better** yesterday.（過去の事柄を過去の視点で述べている）

彼は病気を患っていたようです
- He **seems to have been** sick.（過去の事柄を現在の視点で述べている）

彼は立派な科学者であると思われます
- He **seems (to be)** a **good scientist**.（現在の事柄を現在の視点で述べている）

彼は立派な科学者であると思われました
- He **seemed (to be)** a **good scientist**.（過去の事柄を過去の視点で述べている）

彼は立派な科学者であったと思われます
- He **seems to have been** a good **scientist**.（過去の事柄を現在の視点で述べている）

会議での結論は受け入れられそうにありません
- It **seems impossible to accept** the conclusion made at the meeting.

これ以上努力するのは無駄のように思われます
- It **seems useless to make** any more effort.

人々はその病気の流行をそれほど懸念している様子がありません
- People don't **seem to be so concerned** about the epidemic of the disease.

彼女の父には彼女が不幸に見えました
- She **seemed** to her father **to be unhappy**.

⇒seemの後の「to＋人」は「～（人）にとって」そう思えた」）という意味になる。

(2)「seem＋to do」,「seem＋to be＋doing」

彼は国際協調をほとんど重視していないように見受けられます
- He **seems to attach** little importance to international cooperation.

今回の飛行の主な目的は人を宇宙へ送り込むことにあるようです
- The mission's main objective **seems to be sending** a man into space.

景気はよくなってきているようです
- The economy **seems to be improving**.

(3)「there＋seem＋(to be)補語」

日本人と西欧人との間に違いはないようです
- There **seem (to be)** no differences between Japanese and Westerners.

私たちの提案に関して誤解があるように思えます
- There **seems** a misunderstanding of our proposal.

他に選択肢はなさそうでした
- There **seemed** no option left.

(4)「It＋seem＋that」

⇒この形式の場合「that」が省略されることがある。また「that」の代わりに「as if」や「like」が使われることがある。

私には彼はこのプロジェクトに興味がないように思えます
- It **seems** to me **that** he is not interested in this project.

誰もがそのニュースを知っているようでした
- It **seemed as if** everyone knew the news.

新薬の治験に参加するのを怖がる人が多いようです
- It **seems like** there are many people who are afraid to participate in clinical trials of new drugs.

3. Appear　動詞

「appear」は「seem」と同様「～と思われる，見える，～らしい」という意味の自動詞であるが，ニュアンスが少し異なる（上記2.参照）。使い方は「seem」とほぼ同じである。

(1)「appear＋(to be)＋補語」

彼はお金持ちに見えます
- He **appears (to be)** wealthy.（現在の事柄を現在の視点で述べている）

彼はお金持ちに見えました
- He **appeared (to be)** wealthy.（過去の事柄を過去の視点で述べている）

彼は以前お金持ちだったようです
- He appeared to have been wealthy.（過去の事柄を現在の視点で述べている）

拡張期の血圧上昇は血流量の増大によるものと思われました
- The rise of diastolic blood pressure appeared to be due to increased blood flow.

(2)「appear＋to do」,「appear＋to be＋doing」

彼女はひどくやせたように見えました
- She appeared to have lost weight badly.

その製品は世界市場で急速な成長を遂げているようです
- Sales of the product now appears to be growing rapidly on the world market.

太陽は地球の周りを巡っているように見えます
- The sun appears to be revolving about the earth.

(3)「there＋appear＋(to be)＋補語」

何も問題なさそうです
- There appear (to be) no problems.

犠牲者はいなかったようです
- There appear to have been no casualties.

(4)「It＋appears＋that」

⇒この形式の場合,「that」が略されることがある。また「that」の代わりに「as if」が使われることがある。

私にはあなたたち全員が誤解しているように思えます
It appears to me that you are all misunderstanding.
⇒appearの後の「to＋人」は「〜（人）にとって」そう思えた」）という意味になる。

雨になりそうです
- It appears as if it is going to rain.

4. Feel 動詞

「feel」は「〜だと感じる，思う」という意味の自動詞および他動詞である。したがって「be動詞＋felt＋(to be)＋補語（形容詞）」または「It＋be動詞＋felt＋that節」の受動態の文章で「〜と思われる，〜と考えられる」という意味になる。

その報道は真実ではないと思われました
- The report was felt to be untrue.

今日は何かが違うと感じます
- Something is felt different today.

提示された条件は受け入れられないと思われました
- The conditions proposed were felt unacceptable.

行く必要はないと思われました
- It was felt unnecessary to go.

何か災難が迫っているような予感がします
- It is felt that some disaster is impending.

先駆的研究に基づいたあなたの論文はとても価値が高いと思われます
- It is felt that your monograph based on the pioneering research would be highly valuable.

⇒参考
(1) 上記以外では，deem, assume 等の動詞, likely, conceivable 等の形容詞, seemingly, presumably 等の副詞を使って「〜と思われる・〜と考えられる」と表現することもできる。

これらが一般に必要であると思われている諸条件です
- These are the conditions that are generally deemed necessary.

彼はフランスにいると思われていました
- He was assumed to be in France.

その問題は数日で解決されると思われます
- The problem is **likely** to be solved in a few days.

血清コリンエステラーゼがこの恒常性機能の一部を構成しているであろうと考えられます
- It is **conceivable** that serum cholinesterase could constitute a part of this homeostatic mechanism.

肝臓に入るインシュリンはグリコーゲンの貯蔵を促進するものと考えられます
- The insulin entering the liver **seemingly** promotes glycogen storage.

その報道はおそらく正確でしょう
- The report is **presumably** correct.

(2) また，逆に「思えない，考えられない」という表現としては，先に解説した動詞に否定を表す「not」を入れるか，または以下のように **unlikely**, **impossible**, **hard to believe** 等を使って表現することもできる。

その疾患の原因がたった1つだとは思えません
- It is **unlikely** that there is a single cause for the disease.

その国際共同治験に参加することが可能だとは思えませんでした
- It was considered **impossible** to join the global clinical trial.

大地震がこの数カ月の間に起きるとはとても思えません
- It is **hard to believe** that a big earthquake will occur in a few months.

26 「時間がかかる」という表現

Point　「時間がかかる，時間をとる，時間を要する」という言葉を英語で表現する時，多くの場合，動詞の「take」が使われる。しかし同じ動詞の「take」を使う場合でも，センテンスの主語として「It」，「事柄」，「人」を使い分ける必要がある。また「It」を主語にした場合でもセンテンスの構造が異なる。

1. Take　他動詞

以下に「take」の使い方について解説する。(1)〜(4)はセンテンスの主語が「It」の場合，(5)は「事柄」，(6)は「人」の場合を示す。

(1) It take ＋ (時間)：〜に時間がかかる

彼が回復するまでに長い時間がかかります
- It will **take a long time** until he gets well.
- It will **take a long time** before he gets well.

試験を開始するまでしばらく時間がかかるかもしれません
- It would **take some time** to initiate the study.

調査にもう少し時間がかかります
- It **takes a little more time** for investigation.

ここから公園までおよそ15分かかります
- It **takes about 15 minutes** (from here) to the park.

2〜3日長くかかりますが，そのほうが安全です
- It **takes a few days longer**, but it is safer.

この技術の実用化に成功するまでには10年はかかるでしょう
- It will **take 10 years** before this technology can be used successfully.

(2) It take＋(時間)＋[to不定詞]：～するのに時間がかかる

病気から回復するのに長い時間がかかりました
・It took a long time to recover from the illness.

その試験はとても難しいものだったので、プロトコルの作成に長い時間がかかりました
・Since the study was so difficult, it took a long time to prepare the protocol.

その仕事をやり遂げるにはおよそ3ヵ月かかるでしょう
・It will take about three months to complete the work.

ロンドンまでどのくらい時間がかかりますか
・How much time does it take to get to London?

この家を建てるのに6ヵ月かかりました
・It took six months to build this house.

環境を整えるまで少し時間がかかりました
・It took some time to improve the environment.

(3) It take＋(人)＋(時間)＋[to不定詞]：（人）が～するのに時間がかかる

この場合、「人」が意味上の主語になる。

私たちはプロトコルの作成におよそ2ヵ月かかってしまいました
・It took us almost 2 months to make out the study protocol.

私が決心するまでに長い時間がかかりました
・It took me a long time to make up my mind.

東京から名古屋まで行くのに2時間かかりました
・It took us two hours to get to Nagoya from Tokyo.

ディレクターからこの提案への賛同を得るのに長い時間がかかりました
・It took me a long time to have the director agree to this proposal.

文章を書くのが苦手なので、手紙を書くのにすごく時間がかかります
・I am not good at writing, so it takes me so much time to write a letter.

(4) It take＋(時間)＋for(人)＋[to不定詞]：（人）が～するのに時間がかかる

この場合も「人」が意味上の主語である。

彼が回復するまでに長い時間がかかるでしょう
・It will take a long time for him to get well.

私たちはその任務を遂行するのにおよそ2ヵ月かかりました
・It took about two months for us to accomplish the task.

書類は100ページもあったので、彼がそれを詳しく検討するのに長い時間がかかりました
・Since the document had 100 pages, it took a lot of time for him to go through it.

その研究者が試験を再開するまでに長い時間がかかりました
・It takes a long time for the researcher to resume the test.

私は、応急処置法を学ぶのにそれほど時間はかかりませんでした
・It doesn't take long for me to learn the first aid procedures.

(5) 事柄＋take＋(時間)：～に時間がかかる

回復には長い時間がかかるでしょう
・Recovery will take a long time.

この工程に少なくとも60日かかるでしょう
・This process will take a minimum of 60 days.

その仕事をするのに2時間かかりました
・The job took us two hours.

> **参考**
>
> It takes〜：
> - time（時間がかかる）
> - a little time（少し）
> - a little more time（もう少し）
> - some time（しばらく）
> - some more time（もうしばらく）
> - much time（多くの時間）
> - a long time（長く，長い時間）
> - so much time（長い時間）
> - a considerable time（かなりの時間）
> - a considerable amount of time（相当な時間，大変な時間）
> - a certain amount of time（ある程度の時間）
> - a good amount of time（かなりの時間）
> - a substantial amount of time（かなりの時間）
> - an enormous amount of time（莫大な時間）
> - immense amounts of time（膨大な時間）
>
> その他時間に関係する句
> - in a few days（2〜3日以内に）
> - in a few hours（2〜3時間のうちに）
> - time to〜（〜までの時間）
> - When the time comes,（その時がきたら）
> - When the time draws near,（その時が近づいたら）
> - There is still time（まだ時間がある）
> - Around that time,（その頃）

そこに行くには列車よりもかえって飛行機のほうが時間がかかります
- **Flying there takes more time** than going by train.

その旅行は長い時間がかかりました
- **The journey took a long time**.

システムの復旧には時間がかかります，おそらくあと1日かそれ以上必要でしょう
- **Restoring the system will take time**, perhaps a day or more.

担当官は，われわれの要請はまだ検討中で決定までにもうしばらく時間がかかると言いました
- The official told that our request was under consideration and a **decision would take some more time**.

(6) (人) + take + (時間) + [to 不定詞]

この場合は上記と少しニュアンスが異なり，「(「人」が)時間をとって〜する，〜するために時間をとる」という意味にもなる。

次の企画を検討するのに長い時間をかけられるといいのですが
- We hope **we can take a long time to consider** the next project.

この問題について時間をかけてもう少し説明しなくてはなりません
- **I must take time to explain** a little more on this subject.

私たちは自然のすばらしさを味わう時間をもっと持つべきです
- **We should take more time to appreciate** the splendor of nature.

それを成し遂げるのにいくら時間をかけてもよいです
- **You may take as much time** as you like to work it out.

2. Require　他動詞

「require」も同様に「(主語) + require + (時間)」で「･~に時間がかかる，時間を要する」という意味に使う(多くの場合「事柄」が主語となる)。

この法律は発効までかなりの時間がかかるでしょう
- This law will require considerable time to become effective.

その問題の解決には多大な時間と努力を要するでしょう
- Solving the problem will require a lot of time and effort.

それは一生かかってもできないでしょう
- It would require more than a lifetime.

その本は電話帳のように分厚かったので，読むのにかなりの時間とエネルギーを必要としました
- Since the book was as thick as a telephone directory, it required a considerable amount of time and energy to read.

この新しい公共事業は大変な時間と資金を必要とするでしょう
- This new public project will require enormous amounts of time and money.

3. Need　他動詞

「need」も「(主語) + need + (時間)」で「~に時間がかかる，時間を要する」という意味に使う(多くの場合「人」が主語となる)。

この調査を終えるのにもうしばらく時間がかかります
- We need a little more time to complete this survey.

その問題をどう解決するかを考えるのにもっと時間がかかります
- I need more time to think about how to solve the problem.

会議議事録を作成するのに少なくとも2日はかかるでしょう
- I will need at least two days to prepare the meeting minute.

目標達成にかかる時間を短縮するのは難しいです
- It is difficult to reduce the time needed to accomplish the goal.

27 「～によって」, 「～により」という表現：手段, 方法, 媒体, 原因, 理由, 基準（に基づいて）

Point
「～により，～によって」という言葉を漢字で書くと, 「因って」, 「依って」, 「拠って」, 「由って」, 等となる。したがって「～によって，～により」と平仮名で書かれた日本語を英語で表現する時は, その意味を正確に反映させるため適切な英語の語句を選ぶよう注意が必要である。該当する英単語として "by", "through", "via", "by means of", "due to", "because of", "owing to", "attributable", "according to", "depending on", "based on" 等があげられる。

1. 手段, 方法, 媒体を表し「～によって, ～により」という意味に使われる英単語／成句

(1) By「～によって，～で」

この件に関し大至急 E メールでアドバイスをお願いいたします
• I would like to get your advice on this matter **by** e-mail as soon as possible.

その医療用具はリモコンで操作されます
• The medical device is operated **by** remote control.

そのレポートは A 氏によって書かれました
• The report was written **by** Mr. A.

いろいろな方法を試すことによってベストな方法を見つけます
• I will find out the best way **by** trying many different methods.

彼女は手で縫ったお気に入りのドレスを着ていました
• She was wearing a favorite dress made **by** hand.

昇進は勤続年数によるものではありません
• Promotion does not go **by** length of service.

(2) Through「～によって，～を通して」

この経験により，私は比較臨床試験で治療群とプラセボ群への組み入れ方法を学びました
• **Through** this experience, I learned how to allocate patients to the treatment group or the placebo group in a comparative clinical study.

会社は社員の努力によってその危機を乗り越えることができました
• The company could get over the crisis **through** the efforts of the staff.

このプロジェクトは，産学官の協力で成功しました
• This project succeeded **through** industry-academia-government collaboration.

彼女は彼のお陰でその職を得ることができました
• She got the job **through** his help.

(3) Via「～によって，～を用いて」

本剤は 25 ゲージ針で静注します
• This drug should be intravenously administered **via** a 25-gauge needle.

大量のデータが郵便で日本に送られました
• A large volume of data was sent to Japan **via** airmail.

ワールドカップは衛星中継で生放送されました
• The World Cup was telecast live **via** satellite.

(4) by means of「～によって，～を用いて」
食物は消化により栄養素に分解されます
• Food is broken down into nutrients by means of the digestive process.
会社は人員と予算の削減により支出を抑えようと試みました
• The company tried to restrain spending by means of staff reductions and budget cuts.

> **2. 原因，理由を表し「～が原因で，～に起因して，～の理由から，～のゆえに，～のため」という意味に使われる英単語／成句**

(1) due to「～により，～のため，～の結果」
通常，ひどい下痢は感染によって起きます
• Severe diarrhea is usually due to infection.
その傷は皮下組織の萎縮によるものと思われます
• The injury seems to be due to atrophy of subcutaneous tissues.
本剤の副作用は代謝クリアランス値の低下により悪化することがあります
• Adverse reactions to this drug may be aggravated due to a decreased metabolic clearance rate.
ビタミンK欠乏による出血傾向が現れたとの報告があります
• Bleeding tendency due to vitamin K deficiency has been reported.
この変更は原材料の価格上昇によるものです
• This change is due to the increase in the cost of raw materials.

(2) because of「～の理由で，～がゆえに，～のために」(「owing to」より口語的・一般的である)
試験は複数の患者で重篤な有害事象が認められたために中止となりました
• The study was discontinued because of the severe adverse event observed in some patients.
モルヒネは呼吸器系への抑制作用があるため，使用するべきではありません
• Use of morphine should be avoided because of its depressant effect on the respiratory system.
患者は高熱が続いたためにその薬剤を服用しました
• The patient took the drug because of persistent high fever.
準備不足により会議が遅れました
• The meeting was delayed because of a lack of preparation.

(3) owing to「～のために，～がゆえに」
体液，呼吸相あるいは心周期の差により，多くの変化が起こります
• Many variations occur owing to differences in body fluid, the phase of respiration or cardiac cycle.
これらの徴候は，おそらくは副行静脈循環のために，目立たないと思われます
• These signs may be inconspicuous, probably owing to collateral venous circulation.
食料不足のために，難民は非常に弱っています
• Owing to the shortage of food, the refugees are very weak.
教育の欠如により，貧困になるリスクがあります
• There is a risk of poverty owing to lack of education.
雨で試合は中止となりました
• There was no game owing to the rain.

(4) attributable（形容詞）, attributed to
（attributeは他動詞でこの場合，受動態）
「～のせいで，～が原因で」

2013年に入院した時は多発性骨髄腫による症状はありませんでした
- There were no symptoms **attributable to** multiple myeloma during the 2013 admission.

暴力的行為が直接X剤の投与に起因するという証拠は何もありません
- There is no evidence to indicate that the violent behavior is **attributable to** (the use of) X (drug).

臨床試験では3,000人に投与されましたが，重篤な副作用はいずれも本剤によるものではありませんでした
- This drug has been administered to 3,000 patients enrolled in the clinical trials; no serious adverse reactions were **attributed to** the drug.

犯罪率の増加は失業によるものであると報告されています
- It is reported that the rising crime rate is **attributed to** unemployment.

(5) on the ground of ～「～の理由で，～の理由により」, on the ground that ～「～という理由で」

彼の主張は証拠不十分で却下されました
- His argument was rejected **on the ground of** insufficient evidence.

そのデータは不完全であったため，解析には使われませんでした
- The data was not employed for the analysis **on the ground of** being incomplete.

その患者はアレルギーの既往症により不適格となりました
- The patient was ineligible **on the ground that** he had a previous history of allergy.

(6) on account of ～「～のために，～の理由で，～の理由により」

その薬は最近報告された重篤な副作用により販売禁止となりました
- The drug was banned **on account of** its serious adverse reactions reported recently.

そのプロジェクトは不運にもまったく訳のわからない理由で中止になりました
- The project was unfortunately discontinued **on account of** completely unknown reasons.

彼は昨日病気で学校を休みました
- He was absent from school yesterday **on account of** illness.

> **3. 何か基準になるものに対し「～に従って，～に準じて，～に基づいて，～に応じて，～により」という意味に使われる英単語／成句**

(1) according to「～に従って，～により，～によれば，～次第で」

用量は患者の年齢，症状により適宜増減します
- The dosage may be adjusted **according to** the patient's age and symptoms.

この薬は添付文書の指示に従って注意深く患者に投与してください
- Administer this medicine to patients carefully **according to** the package insert.

契約料は毎月の注文量により決まります
- The contract fee is priced **according to** the volume of monthly orders.

新聞によれば，有権者の50％以上が現内閣を支持していません
- **According to** the newspaper, over 50% of voters disapprove of the present cabinet.

昨年の報告によると，すでに2,000万人がエイズで死んでいます
- **According to** the last year's report, more than 20 million people have already died of AIDS.

(2) in accordance with「～に従って，～の通りに，～により」

臨床試験に登録された被験者は，治験担当医師の指示に従って治験薬を服用するよう求められました
- The subjects registered in the clinical study were required to take the investigational drug **in accordance with** the subinvestigators' instrustions.

サンプルは設定された規格および試験方法に従ってテストするものとする
- The samples shall be tested **in accordance with** the Specifications and Test Methods established.

そのような時は，全員が規則に沿って必要な措置を取らなければなりません
- In that case, everyone should take necessary procedures **in accordance with** the rules.

(3) in compliance with「～に準じて，～に従って，～に応じて，～により」

標準操作手順書（SOP）に従って適切な処置が取られました
- Appropriate measures were taken **in compliance with** the SOP.

臨床試験はGCPに準じて行われなくてはなりません
- Clinical trials must be conducted **in compliance with** the GCP.

その決定は社内規定により下されました
- The decision was made **in compliance with** the company regulations.

(4) depending on, depend on（dependは自動詞）「～による，～次第である，～にかかっている」

病気の経過は，患者の年齢によっては中等度ないし重症となります
- The course of illness may be moderate or severe **depending on** the age of the patient.

腫瘍の収縮は，がんのタイプによって0％から50％の間でした
- Tumor regression ranged from 0% to 50%, **depending on** the type of cancer.

血圧の適切なコントロールは，薬剤のみならず患者が服薬を遵守するか否かにかかっています
- Satisfactory control of blood pressure **depends on** not only the drug prescribed but also patient compliance.

その新薬を開発するかどうかは市場の大きさによって決まります
- Whether to develop the new drug **depends on** the market size.

薬は患者が何のアレルギーかによって処方されます
- Drugs to be prescribed **depend on** what the patient is allergic to.

(5) based on（baseは他動詞で受動態または形容詞）「～に基づいて，～を踏まえて，～を根拠として」

その製品開発の決定は，日本での利点と欠点の解析に基づいてなされました
- Decision was made to develop the product **based on** the analysis of the advantages and disadvantages in Japan.

その難病は特有の症状によって診断されます
- The intractable disease is diagnosed **based on** the specific symptoms.

試験データに基づき，その物質は生理学的条件下で致命的な肝毒性を示すと判断されました
- **Based on** the test data, the substance was judged to cause fatal hepatotoxicity under physiological conditions.

(6) on the basis of「～に基づいて，～によって」

議論は研究結果に基づいて行うべきです
- Discussion should be made **on the basis of** the research findings.

最も考えられる原因に基づいて，治療が始まりました
- Treatment was started **on the basis of** most likely cause.

私たちはデータの解析に基づいてその結論に達しました
- We reached the conclusion **on the basis of** the analysis of the test data.

彼女は自らの業績によって昇進しました
- She was promoted **on the basis of** her accomplishments.

> **参考**
>
> 他にもニュアンスは異なるが，「〜により」という表現はたくさんある。いくつかの例文を以下に示す。
>
> あなたからの依頼により，添付にて日本の添付文書をお送りします
> - At your request, I am sending you attached a copy of the Japanese package insert.
>
> 開発戦略はプロジェクトにより異なります
> - Development strategy differs from project to project.
>
> 習慣は国により異なります
> - Customs differ with countries.
>
> うつ状態の原因は人により異なります
> - The cause of depressive state varies from person to person.
>
> どのような対抗措置を取るかはすべてあなたの判断によります
> - It is entirely up to you to decide what countermeasure we should take.
>
> 治験薬の投与は医師の指示により行われなければなりません
> - The investigational drug must be administered under the guidance of a physician.

28 「〜を示す，表す，表示する」という表現

Point 「〜を示す，表す，表示する」いう言葉を英語で表現する場合「目的語」によって選ぶ「動詞」がさまざまに変化する。該当する英単語として "show", "indicate", "exhibit", "suggest", "describe", "represent", "demonstrate" 等があげられる。

1. Show　他動詞

「show」は「〜を表す，示す，証明する」という意味である。

臨床検査の結果は異常値を示していました
- Laboratory tests **showed** abnormal values.

下記グラフ（／表／図）は有害事象の増加傾向を示したものです
- The following graph (/table/figure) **shows** the increased tendency of adverse events.

データによりその薬が40℃で3カ月間安定であることが示されました
- The data **showed** the drug to be stable for 3 months at 40℃.

その調査は情報技術の重要性を明確に示しています
- The survey **showed** clearly the importance of IT.

X剤と同様の有効性を示した薬剤は他にありません
- There is no other drug that **showed** the same level of efficacy as X (drug).

患者はその薬剤に対し十分な反応を示しました
- The patient **showed** a sufficient response to the drug.

2. Indicate　他動詞

「indicate」は「～を示す，表す，表示する，述べる」という意味である。

身体検査では何ら異常は示されませんでした
- Physical examination **indicated** no abnormality.

統計は0.25mg投与群よりも5mg投与群で副作用の発現率が高かったことを示しました
- The statistics **indicated** that the incidence of adverse reactions was higher in the 5mg dose group than in the 0.25mg dose group.

ニコチンは，化学療法剤による肺がん細胞の死滅を妨害する可能性があると，多くの研究が示しています
- Many studies **indicated** that nicotine can prevent chemotherapy drugs from killing lung cancer cells.

その医師は用量の増加に伴い有害事象の発現率が高くなるであろうという懸念を表明しました
- The doctor **indicated** the concern that the incidence of adverse events would increase with escalation of the dosage.

3. Exhibit　他動詞

「exhibit」も「～を示す，表す，見せる」という意味である。

その患者が示した症状には悪心，嘔吐，腹痛等がありました
- The symptoms the patient **exhibited** included nausea, vomiting and abdominal pain.

用量反応は二相性を示しました
- The dose response was **exhibited** in a biphasic process.

A剤は神経細胞保護作用を示しました
- A (drug) **exhibited** a nerve cell protecting effect.

患者には痛みの徴候が見られました
- The patient **exhibited** a sign of pain.

臨床試験に組み込まれた患者のうち，約30％が治験薬に対し強い反応を示しました
- Approximately 30% of the patients enrolled in the study **exhibited** a strong response to the investigational drug.

下のグラフは世界的な環境悪化の傾向を示したものです
- The following graphs **exhibit** a global trend of environmental degradation.

4. Suggest　他動詞

「suggest」は「～を示唆する，暗示する，示す」という意味である。

データにより本剤の有用性が示されました
- The data **suggested** the usefulness of this drug.

それが重篤な胃潰瘍の徴候であることを示す証拠がありませんでした
- There was no evidence to **suggest** that it was a sign of serious gastric ulcer.

これらの所見は本剤が胃酸の分泌を抑制することを示しています
• These findings **suggest** that this drug inhibits the secretion of stomach acid.

黄疸に伴う疾病の急性発現は，感染性肝炎を示唆するものです
• The acute onset of illness associated with jaundice **suggests** infectious hepatitis.

5. Describe　他動詞

「describe」は「〜について述べる，記述する，説明する，示す」という意味である。

加齢黄斑変性症について，以下に詳しく述べます
• Age-related macular degeneration (AMD) is **described** below in detail.

肺が正常に戻るまでは，前に述べた方法を継続するべきです
• The measures previously **described** should be continued until the lung returns to normal.

開発計画の概要は，付録に載っています
• The outline of the development plan is **described** in Appendix.

その書類に問題への取組みに関する会社の方針が示されています
• The document **describes** the company policy to cope with the issue.

6. Represent　他動詞

「represent」は「〜を表す，示す，意味する」という意味である。

図1は測定値の分布をグラフで示しています
• Fig. 1 graphically **represents** the distribution of the measurements.

下記表は有害事象の発現率を国別に示したものです
• The following table **represents** the incidence of adverse events by country.

レポートはその問題に関する当局の見解を正確に示していました
• The report accurately **represented** the authorities' views on the issue.

新首相の政策はこの声明の中によく表されています
• The new prime minister's policy is well **represented** in this statement.

7. Demonstrate　他動詞

「demonstrate」は「（実例によって）はっきり示す，明らかにする，明示する，立証する，証明する」という意味である。

A剤はエイズの治療に有用であることが示されました
• A (drug) was **demonstrated** to be useful in treatment of AIDS.

以下の適応症に対するB剤の高い有効性が証明されました
• Good efficacy of B (drug) was **demonstrated** in the following indications.

その試験から日本人と欧米人では用量反応性が類似していることがわかりました
• The study **demonstrated** the similarity in dose-response between Japanese and Westerners.

その十二指腸潰瘍の患者の場合，クレーターはX線で見つけられませんでした
• In the patients with duodenal ulcer, a crater was not **demonstrated** by X-ray.

8. Specify　他動詞

「specify」は「〜を明示／明記する，詳細に言う／記す，規定する」という意味である。

患者の募集は，プロトコルに示された選択基準に従って行われなくてはなりません
• Patients should be recruited in accordance with the inclusion criteria **specified** in the protocol.

その書類には本剤の特性が明記されています
- The document **specifies** the properties of this drug.

契約の条件は以下に明記されています
- The conditions for the contract are **specified** below.

契約には，その医療機関が2014年末までに試験を終了すべきであると規定されていました
- It was **specified** in the agreement that the medical institution should complete the study by the end of 2014.

> **参考**
> 上記以外にも「～を示す，表す，表示する」という表現に使われる動詞があるので，以下に示す。
>
> State：述べる，明言する，言う
> Express：表現する，表明する，述べる
> Clarify：明らか／明白にする，はっきりと説明する
> Mention：（簡単に）述べる，言及する，触れる
> Explain：説明する
> Report：報告する，報じる，伝える
> Advise：知らせる
> Outline：概説する，略述する
> Summarize：要約する，集約する，まとめる
> Justify：正しいことを証明する，正当だと理由づける，真実であると証明する
> Discuss：議論する，検討する，論じる
> Record：記録する
> Refer to：言及する，触れる
> Focus on：焦点を合わせる
> Talk about：話す，論じる
> Deal with：取り扱う，（～を）テーマにする

29 ～させてください（依頼の丁寧な表現）

Point 日本語で「(～かどうか) 確認していただけますか」あるいは「(～かどうか) 確認してください」という意味で，「(～かどうか) 確認させてください」という言い方をする場合がある。それを英語で表現する場合，そのまま「～させてください」という意味の「Let me ～ (動詞)」を使うのは間違い。

1.「(～かどうか)確認させてください，確認してください」という表現

その医薬品はすでに米国で承認されているか否か確認させてください
→ **Let me confirm** whether or not the drug has been approved in the US.［誤］
- **Please confirm** whether or not the drug has been approved in the US.［正］
- **I would like to ask you to confirm** whether or not the drug has been approved in the US.［正］
- **You are kindly requested to confirm** whether the drug has been approved in the US.［正］

この場合，日本語では「確認させてください」と言っても，本来の意味は相手に「確認してくださ

い」という依頼であることに注意すること。
　「Let me～（動詞）」とする場合，行動するのは「私」である。すなわち，「Let me～（動詞）」は「私に～させてください」という意味である。したがって，最初のセンテンスは「その医薬品はすでに米国で承認されているか否か私に確認させてください」，すなわち，「私が確認します」という意味になり，真意と反対になってしまう。

(1) Let 　動詞

　「Let」は本来「（人・ものなどに）～させる，～を許す」という意味の他動詞で，命令の形で「（人に）～させてください，（人に）～させなさい」という意味になる。使い方は［let＋（人／事柄）＋動詞の原形］となる。この場合，行動するのはこの「let」の後に続く「人」であることに注意すること（人ばかりでなく事柄の場合もある）。以下に例文を示す。

私だけでそれをやらせてもらえませんか《私がやります》
・**Let me do** it (by) myself.
もう1つ質問させてください《私がもう1つ質問します》
・**Let me ask** another question.
理由を説明させてください《私が理由を説明します》
・**Let me explain** the reasons.
何かお役に立てることがありましたら，おっしゃってください
・**Let me know** if there is anything I can do for you.
来週あなたはニューヨークにいるかどうか，私に知らせてください
・Please **let me know** whether you will be in New York next week.
＜結果などを＞あなたにお知らせします
・I will **let you know**.

だれも部屋に入れてはいけません
・Don't **let anyone enter** the room.
チャンスを逃がしてはなりません
・Don't **let a chance** slip by.

(2) Confirm 　名詞

　「Confirm」は「確かめる，確認する」という意味の他動詞である。「すでにわかっていることを確認する」あるいは「何かが絶対正しいということを示す」という意味であり，その他の動詞（identify, ascertain, make sure, ensure, assure, verify など）と区別することが必要である。

実験の結果により私の仮説が確認されました
・The results of the experiment have **confirmed** my hypothesis.
どちらの理論が正しいか，まだ確認されていません
・It has not yet been **confirmed** which theory is correct.
その臨床試験から日本人と白人の薬物動態プロファイルの類似性が確認されました
・The clinical study **confirmed** that Japanese and Caucasians were similar in PK profile.
私たちは契約書の詳細を確認する必要があります
・We need to **confirm** the details of the contract.
彼らが金曜日に東京に来たことを確認しました
・I **confirmed** that they came to Tokyo on Friday.
会議の日程を確認しましたか
・Have you **confirmed** the date of the conference?

> **2.「～していただけるでしょうか，～してください，～するようお願いします」という表現（依頼の丁寧な表現）**

以下の質問に回答していただけますか
・**Could you please answer** the following questions?

5月15日のXプロジェクトについての会議議事録案を見直していただけますか
- **Would you please** review the draft minutes of the X project meeting held on May 15?

抗がん剤の開発に関するガイドラインのコピーを送っていただけますか
- **May I ask you** if you can send me a copy of the guidelines on development of anti-cancer drugs?

米国での本剤の開発状況についてお聞かせいただけますか
- **May we hear** from you regarding the present status of development of this drug in the US.?

国際共同治験に参加する予定があるか，お聞きしたいのですが
- **I would like to** ask you whether you have a plan to join the multinational study.

日本でX剤を開発する予定があるか，お知らせください
- **We would like to** know if you have a plan to develop X (drug) in Japan

米国で実施している第I相試験の進捗状況について，お尋ねしたいのですが
- **I am writing to** inquire about the current progress of the Phase I study being conducted in the US.

第II相試験の現況をお尋ねしたいのですが
- **This e-mail is to inquire about** the current status of the phase II study.

30 「～で構いません，～で結構です，～だと都合がよいです」という表現

Point この表現は，海外のカウンターパートとのメールなどのやり取りのなかでよく使われると思われる。その場合の英語表現によく使われる形容詞を取り上げ，以下に例文を示す（今回はセンテンスの主語が「人」でない場合の例文であることに注意すること）。

1. All right, OK 　形容詞

「all right」も「OK」も「申し分のない，結構な」という意味の**形容詞**である。

それで私は構いません《それで結構です》
- That's **all right** with me.

喫煙席でも構いません
- Even a smoking seat will be **all right**.

来週の月曜日なら都合がよいです
- The next Monday is quite **all right** with us.

ニューヨークにあるホテルの予約をお願いしても構いませんか
- Would it be **all right** if I ask you to reserve a hotel in New York?

書類は来週の金曜日に送ることで構いませんか《それであなたの都合はよいですか》
- Is it **OK** (with you) if I send you the documents next Friday?

2. Fine 　形容詞

「fine」も「結構な，申し分のない」という意味の**形容詞**である。

それでいいです
- That would be **fine**.

ハードコピー出力で結構です
- Hardcopy outputs will be **fine** (with me).

知っておきたい 英単語・英語表現

あなたが作成してくれたニューヨークでの日程は，大変結構です
- The itinerary in New York you kindly arranged is very **fine** with me.

どちらでも結構です
- Either way is **fine**.

私たちはいつでも構いません
- Anytime is **fine** with us.

3. Convenient 　形容詞

「convenient」は「都合がよい，便利な」という意味の形容詞である。

いつならご都合がいいですか
- When is **convenient** for you?
- What day would be **convenient** for you?

会議をするのに，いつなら都合がいいですか
- When will it be **convenient** for you to have a meeting?

来週の金曜日なら結構です（都合がいいです）
- Next Friday is **convenient** for me.

あなたの都合のよい時間をお知らせください
- Please let me know what time is **convenient** for you.

今電話でお話ししても構いませんか
- Is this a **convenient** time for you to talk on the phone?

リバプールに行くのに列車を利用するほうがより便利でしょう
- Using a train to go to Liverpool will be more **convenient** for you.

4. Agreeable 　形容詞

「agreeable」は「同意できる，好ましい」という意味の形容詞である。

このような取り決めであなたは構いませんか
- Would this arrangement be **agreeable** to you?

その条件で私は構いません（異議ありません）
- The terms are **agreeable** to me.

ご都合がよければ，会議を7月10日の10時に設定します
- I will arrange the meeting at 10:00 on July 10, if the hour is **agreeable** to you.

5. Acceptable 　形容詞

「acceptable」は「受け入れられる，容認できる，結構な，妥当な」という意味の形容詞である。

その提案はすべての関係者にとって全面的に受け入れられるものです
- The proposal is fully **acceptable** to all parties.

文言を修正すれば結構でしょう
- It would be **acceptable** if some changes are made in the wording.

第Ⅱ相試験の目標症例数を100人に設定することは，妥当であると考えました
- We considered it **acceptable** to set the target sample size in the Phase IIclinical study at 100 patients.

6. Suitable 　形容詞

「suitable」は「適している，適した，適切な」という意味の形容詞である。

この日程で問題ないか，お知らせください
- Please let me know if this itinerary is **suitable** for you.

この教育プログラムは初心者にとって最も適しています
- This education program is most **suitable** for beginners.

第6章　その他の役立つ表現・略語表

1 自己紹介の際の「担当者」という表現

Point　英語で「自己紹介」をする時に「I am in charge of …」や「I am responsible for…」のフレーズを使う方が多いと思われるが，これらのフレーズには注意が必要である。どちらも「…を担当している」「…の責任者である」という意味で同じように使われるが，会社等の組織のなかで「権限／決定権」を持っている，「責任ある」立場の人が使う語句であることに留意すること。

1. In charge of

「in charge of～」は「～を管理（運営，監督）している」という意味合いが濃く，担当業務について「権限（authority）」すなわち「決定権（decision-making power）」を持っている人で当然，「責任」ある立場の人が使う用語である。

私はそのプロジェクトを担当しています《責任者です》
- I am **in charge of** the project.

私はその調査を担当しています
- I am **in charge of** the investigation.

私はその製品の販売を担当しています
- I am **in charge of** marketing the product.

私は社内の製品開発のすべてを取り仕切っています
- I am **in charge of** all product development for the company.

2. Responsible for

「responsible for～」は「～に対して責任がある」という意味で，「義務」を伴っている。「例えば，あるプロジェクトを成功させる」ということに対して**義務があり，失敗をしたら責任を取る**という意味である。

私が販売計画の明確な責任者です
- I am specifically **responsible for** developing the sales plan.

私は開発戦略を統括しています
- I am **responsible for** development strategies.

私はすべての製品に対して責任を負っています
- I am **responsible for** all product lines.

したがって「権限」「決定権」あるいは「責任を取る義務」を持たない，単にある部のメンバーや開発チームのメンバーが以下のように自己紹介することはできない。

私はA《医薬品名》の開発を担当しています
- I am **in charge of** development of "A" (drug).

私は薬事部を担当しています
- I am **in charge of** Regulatory Affairs.

その場合は以下のように述べるとよい。

私はA《医薬品名》の開発チームのメンバーです
- I am **a member of** the "A" development team.

187

私は薬事部の一員です
- I am **a member of** Regulatory Affairs.

しかしながら，誰もが仕事をする上では責任を持っているので，例えば以下のように仕事の範囲で「**in charge of〜**」や「**responsible for〜**」を使うことができる。

私は，これら照会事項に対する回答案作成の担当者です／責任者です
- I am **in charge of/responsible for** preparing our draft answers to these inquiries.

私がトレーニングプログラムの担当者です／責任者です
- I am **in charge of/responsible for** the training program.

参考

そのほか，一般社員が自己紹介をする時に使う言い回しを以下に示すので参考にしていただきたい。

私はABC薬品，研究開発部門，薬事部のメンバーです
- I am a member of Regulatory Affairs in R&D at ABC Pharmaceutical Company.

私は営業部で仕事をしています
・I am working in Marketing Department.

私はA《医薬品名》の開発チームのメンバーです
- I am a member of the "A" development team.

私はA《医薬品名》の開発チームのメンバーとして3年間仕事をしています
- I have been working as a member of the "A" development team for 3 years.

私はA《医薬品名》の開発に携わっています
- I am engaged in development of "A".

私はそのプロジェクトの企画に直接携わっています
- I am directly involved in planning for the project.

私は日本の添付文書改訂に従事しています
- I am engaged in the revision of the Japanese Package Insert.

私はオンコロジーチームで仕事をしています
- I am working with the oncology team.

2 クリスマス，新年の挨拶

Point 海外にクリスマスカードを送ったり，メールの中にクリスマスや新年の挨拶を入れる場合に便利な例文を以下に示す。

1. Christmas Greetings（クリスマスの挨拶）

- Merry Christmas and a Happy New Year!
- Best Wishes for Christmas and a New Year.
- Best Wishes for Christmas and the New Year filled with Success and Happiness.
- May Christmas bring you Joy and Happiness.
- Every good wish for a Merry Christmas and a Happy New Year.
- May peace, joy and happiness be with you for this holiday season.
- A very Merry Christmas and all the best wishes for a Happy New Year.
- May the peace and joy of the Christmas season be yours today and every day throughout the new year.
- With every good wish for a Merry Christmas and a Happy New Year.
- Wishing you a blessed Christmas and a new year filled with happiness.
- Wishing you happiness not only at Christmas but every day in the new year.
- Best wishes for a merry Christmas and a happy and prosperous new year.
- Wishing you all the happiness of the holiday season and the best of everything in the new year.

2. New Year Greetings（新年の挨拶）

- May peace and happiness be yours in the new year.
- May the new year bring you health and happiness.
- I hope the new year will bring you and your family every happiness, good health and continued success.

個人的に親しい人へのメールには以下のような挨拶もよい。

- Much love and best wishes for a happy new year.
- May fortune smile upon you and favor you with many blessings.
- May the new year bring you the fullest measure of health and happiness.

3 祝辞（Congratulatory Message）

Point さまざまな場面で使われる「祝辞」の例文を示す。イタリック文字の箇所は例（Example）を示しているので，各自適切な語を入れること。

1. Promotion（昇進した人への祝辞）

- Congratulations on your promotion !
- My sincere congratulations on your promotion.
- I was delighted to hear about your promotion.
- I was delighted to hear of your promotion to *Director*. I would like to extend my warmest congratulations to you.
- I was very pleased to hear of your promotion (to *Manager*).
- Sincere congratulations on your promotion (to the rank of *Director*) and best wishes for your future success.
- Congratulations on your appointment to *Director* and best wishes for every success and happiness (in your new position).
- Congratulations to you and every good wish for your success and happiness in your new position.
- Congratulations on your appointment as *Director*. I wish you continued success in your new position and hope our mutual relationship will be strengthened further.
- I wish you the best of success in your new position.

2. Success（成功への祝辞）

成功おめでとうございます。関係者一同に感謝します（会社の幹部からプロジェクトチームに対して）

- Many congratulations to the team. This is a great success.
- Congratulations on your success.
- Sincere congratulations on your success and thanks to all involved.

3. Birthday（誕生日の祝辞）

- Happy birthday !
- Congratulations on your *XXth* (*40th*) birthday.
- Best wishes for a happy birthday.
- All of us wish you many happy returns of the day.
- Hearty congratulations on your birthday and wishing you good health and happiness.
- My best wishes are with you on your birthday.
- We all join in wishing you a very happy birthday and many years of health and prosperity.

4. Marriage（結婚した人への祝辞）

- Congratulations and my (our) best wishes for many years of happiness.
- Congratulations ! I wish you many years of happiness.
- Congratulations and my (our) very best wishes to a happy couple.
- Congratulations on your wedding and best wishes for your future happiness.
- We all join in heartfelt congratulations and best wishes for your happiness.
- May happiness, health and prosperity be with you throughout the years to come.
- Congratulations on your marriage and best wishes for the future.
- May this day be the beginning of a long happy and prosperous life for you both.

5. Birth（出産のお祝い）

- Congratulations on the birth of your son (daughter, child).
- Congratulations on the arrival of the new son (daughter, child).
- We are all delighted to hear that you have a son (daughter). Our sincere wishes to him (her) for a long and happy life.
- We are very pleased to hear the news. Our heartfelt congratulations!

4 臨床試験の種類

Point 製薬企業において医薬品の開発には「臨床試験」が不可欠である。本項では臨床試験のデザインを示す種々の用語を使ってさまざまな臨床試験の種類を示す。

臨床試験の種類

Key Words:

- Phase I study（第Ⅰ相試験）
- Phase II study（第Ⅱ相試験）
- Early Phase II study（前期第Ⅱ相試験）
- Late Phase II study（後期第Ⅱ相試験）
- Phase III study（第Ⅲ相試験）
- Open study（オープン試験，一般臨床試験）
- Double-blind study（二重盲検試験）
- Active-controlled study（実薬対照試験）
- Placebo-controlled study（プラセボ対照試験）
- Randomized study（無作為化試験）
- Nonrandomized study（非無作為化試験）
- Cross-over design study（クロスオーバー試験）
- Parallel-group study（並行群間試験）
- Sequential-design study（一列系デザイン試験）
- Multicenter study（多施設（共同）試験）
- Multinational study（国際共同試験，多国籍（共同）試験）
- Single-dose（単回投与）
- Multi-dose, multiple doses（反復投与）
- Oral multiple-dose administration（経口反復投与）
- Healthy volunteers（健常人）
- Healthy adults（健常成人）
- Healthy male and female volunteers（男女健常人）
- Healthy female subjects（健常女性）
- Healthy Japanese female volunteers（日本人の健常女性）
- Japanese（日本人）
- Caucasians（白人，西欧人）
- Patients with breast cancer（乳がん患者）
- Safety and efficacy（安全性および有効性）
- PK（pharmacokinetics）（薬物動態）
- PD（pharmacodinamics）（薬力学）
- Clinical pharmacology（臨床薬理）
- Bioavailability（バイオアベイラビリティ，生体利用率）
- Metabolism（代謝）
- Excretion（排泄）
- Effect of food（食事の影響）

以上の語を用いて種々の臨床試験について例文を示す。なお，XXはある薬剤を表す。

健常人を対象とした第Ⅰ相単回投与試験
- Phase I single-dose study of XX in healthy volunteers

PKおよびPDへの影響を調べる第Ⅰ相試験
- Phase I study of the effects of XX on the PK and PD

経口反復投与のPKへの影響を調べる第Ⅰ相試験
- Phase I study of the effects of oral multiple-dose administration of XX on the PK

第Ⅲ相大規模試験
- Phase III large-scale study

多施設共同プラセボ対照無作為化二重盲検並行群間比較試験
- Randomized double-blind multicenter placebo-controlled parallel-group study

男女健常人を対象にした安全性，耐用性およびPKを調べる第Ⅰ相プラセボ対照二重盲検試験
- Phase I double-blind, placebo-controlled study of safety, tolerability, and PK of XX in healthy male and female volunteers

閉経後女性を対象に反復投与のPK，臨床薬理を調べるプラセボ対照二重盲検比較試験
- Double-blind, placebo-controlled study of the PK/clinical pharmacology of multiple doses of XX in postmenopausal women

健常女性への単回投与後の2種カプセル剤のバイオアベイラビリティを比較する第Ⅰ相オープン試験
- Phase I open study to compare the bioavailability of the two capsule formulations of XX after single-dose administration to healthy female subjects

健常人における代謝および排泄を調べる第Ⅰ相オープン試験
- P-I open study to examine the metabolism and excretion of XX in healthy volunteers

日本人および白人を対象に単回投与の臨床薬理を調べる第Ⅰ相非無作為化パイロット試験
- Phase I, nonrandomized, pilot study of the clinical pharmacology of single doses of XX in Japanese and Caucasians

日本人を対象に単回投与の臨床薬理を調べる第Ⅰ相無作為化プラセボ対照二重盲検試験
- P-I, randomized, double-blind, placebo-controlled study of the clinical pharmacology of single doses of XX in Japanese

乳がん患者を対象とした無作為化プラセボおよび実薬対照多施設国際共同試験
- Randomized, placebo-and active-controlled, multicenter, multinational study in patients with breast cancer

日本人健常女性を対象とした反復投与（14日）における安全性，PKおよびPDを調べる第Ⅰ相無作為化プラセボ対照二重盲検試験
- P-I, randomized, double-blind, placebo-controlled study to examine the safety, PK, and PD of multiple doses (14 days) of XX in healthy Japanese female volunteers

パニック障害に関するYYを対照とした無作為化二重盲検並行群間試験
- A randomized, double-blind, parallel-group clinical study for panic disorder using YY (drug) as the comparator

閉経後女性を対象とした骨粗しょう症予防における安全性および有効性を検証する試験
- A study of the safety and efficacy of XX for prevention of osteoporosis in postmenopausal women

健常成人における0.25 mgおよび0.5 mg投与時のPKへの食事の影響を調べる一列系デザイン第Ⅰ相オープン試験
- Phase I, open-label, sequential-design study to determine the effect of food on the pharmacokinetics of XX at the proposed doses of 0.25 and 0.5 mg in healthy adults

5 略語一覧表

Point 医薬品の開発過程で使われる用語について，略語一覧表にしてまとめたので，「原文の綴り」および「日本語訳」を知る上での辞書として活用していただきたい。

略語	原文綴り	日本語訳
【A】		
ABC	aspiration biopsy cytology	穿刺吸引細胞診
ABPM	ambulatory blood pressure monitoring	携帯型血圧記録
ACCJ	The American Chamber of Commerce in Japan	在日米国商工会議所
ADR	adverse drug reaction	副作用
AE	adverse event	有害事象
AIDS	acquired immune deficiency syndrome	エイズ，後天性免疫不全症候群
ALL	acute lymphocytic leukemia	急性リンパ性白血病
AML	acute myelocytic leukemia	急性骨髄性白血病
ANOVA	analysis of variance	分散分析
APD	active potential duration	活動電位持続時間
APSTJ	Academy of Pharmaceutical Sciences and Technology of Japan	日本薬剤学会
ASCO	American Society of Clinical Oncology	米国臨床腫瘍学会
AUC	area under the (blood concentration-time) curve	血中濃度－時間曲線下面積
【B】		
BA	bioavailability	生体利用率，生物学的利用能，バイオアベイラビリティ
BID	twice a day	1日2回投与
BMI	Body Mass Index	肥満度指数，ボディー・マス・インデックス
BP	blood pressure	血圧
BP	blister package	ブリスター包装
BRM	biological response modifier	生体学的応答調節物質
BSC	best supportive care	ベストサポーティブケア
BSE	bovine spongiform encephalopathy	ウシ海綿状脳症
【C】		
CCSI	company core safety information	企業中核安全性情報
CDP	clinical data package	臨床データパッケージ
CEO	chief executive officer	最高経営責任者
CI	confidence interval	信頼区間（統計解析）
C_{max}	maximum drug cocentration, maximum plasma concentration, maximum serum concentration	最高血中濃度，最高血漿中薬物濃度，最高血清中薬物濃度
C_{min}	minimum drug concentration, minimum plasma concentration, minimum serum concentration	最低血中濃度，最低血漿中薬物濃度，最低血清中薬物濃度
CMS	concerned member state	関係加盟国（相互確認方式，EU）
CPAC	Central Pharmaceutical Affairs Council	中央薬事審議会
CR	complete remission	完全奏効（がん）
CRA	clinical research associate	治験モニター，治験担当者
CRC	clinical research coordinator	治験コーディネーター
CRF	case report form	症例報告書，ケースカード，調査票
CRO	contract research organization	開発業務受託機関
CSR	clinical study report	治験総括報告書臨床試験報告書
CT	computed tomography	コンピュータ断層撮影
CT	compressed tablets	圧縮錠
CTD	Common Technical Document	コモン・テクニカル・ドキュメント

略語	原文綴り	日本語訳
CTPN	clinical trial plan notification	治験届, 治験計画届
【D】		
DBP	diastolic blood pressure	拡張期血圧
DBT	double-blind (clinical) trial	二重盲検試験
DDD	defined daily dose	規定一日用量
DFI	disease free interval	無病期間
DFS	disease-free survival	無病生存期間
DI	Drug Information	医薬品情報
DLT	dose limiting toxicity	用量規定毒性, 投与量規制毒性, 用量制限毒性
DMF	Drug Master File	原薬等登録原簿, ドラッグマスターファイル
DUE	drug use evaluation	医薬品使用評価
【E】		
ECG	electrocardiogram, electrocardiography	心電図, 心電図検査
EEG	electroencephalogram	脳波(図)
EF	ejection fraction	駆出率
EM	extensive metabolizer	代謝能の高い人
EMEA	European Medicines Evaluation Agency	欧州医薬品庁(現在はEuropean Medicines Agency)
EPL	effective patent life	特許有効期限
EPPV	early postmarketing phase vigilance	市販直後調査
【F】		
FAS	full analysis set	最大(の)解析対象集団
FDA	Food and Drug Administration	食品医薬品局(米国)
FGIR	final global improvement rate	全般改善度
FH	familial hypercholesterolemia	家族性高コレステロール血症
【G】		
GCP	Good Clinical Practice	医薬品の臨床試験の実施に関する基準
GH	growth hormone	成長ホルモン
GIST	gastrointestinal stromal tumor	消化管間質腫瘍

略語	原文綴り	日本語訳
GLP	Good Laboratory Practice	医薬品の安全性試験の実施に関する基準
GMP	Good Manufacturing Practice	医薬品の製造管理及び品質管理の基準
GP	general practitioner	開業医, 一般開業医
GPMSP	Good Post-Marketing Surveillance Practice	医薬品の市販後調査の実施に関する基準
GPSP	Good Post-Marketing Study Practice	医薬品の製造販売後の調査及び試験の実施基準
GQP	Good Quality Practice	医薬品の品質管理の基準
GUR	global utility rate	全般有用度
GVP	Good Vigilance Practice	医薬品の製造販売後安全管理の基準
【H】		
HFC	hard filled capsule	硬カプセル
HIV	Human Immunodeficiency Virus	ヒト免疫不全ウイルス(一般的にはAIDSウイルス)
HRT	hormone replacement therapy	ホルモン補充療法
【I】		
IB	investigator's brochure	治験薬概要書
IBD	international birth date	国際誕生日
ICH	International Conference on Harmonization	日米欧医薬品規制調和国際会議
ICU	intensive care unit	集中治療室
IDMC	Independent Data Monitoring Committee	独立データモニタリング委員会
IDS	integrated delivery system	大規模医療提携(大学, 開業医, 介護施設などが協力して地域治療にあたる大規模な医療提携)
IEC	Independent Ethics Committee	独立倫理委員会
IND	Investigational New Drug Application	新薬治験許可申請(米国)
INN	international nonproprietary name	医薬品国際一般名
IRB	institutional review board	治験審査委員会
IRC	in-house review committee	社内治験審査委員会

略語	原文綴り	日本語訳
ISH	isolated systolic hypertension	収縮期高血圧
ITT analysis	intent-to-treat analysis	包括解析
【J】		
JAAME	Japan Association for the Advancement of Medical Equipment	医療機器センター
JAN	Japanese accepted name	日本医薬品一般名
JMA	Japan Medical Association	日本医師会
JP	Japanese Pharmacopoeia	日本薬局方（日局）
JPMA	Japan Pharmaceutical Manufacturers Association	日本製薬工業協会（製薬協）
JSCI	Japanese Standard for Cosmetic Ingredients	日本化粧品原料基準（粧原基）
【K】		
KOL	key opinion leader	主要オピニオンリーダー
【L】		
LD	lethal dose	致死量
LPLV	last patient last visit	最終症例（最後の被験者）の最終観察（治療）日
LSLV	last subject last visit	最終症例（最後の被験者）の最終観察（治療）日
LVEF	left ventricular ejection fraction	左室駆出率
LVH	left ventricular hypertrophy	左心室肥大
LVM	left ventricular mass	左心室量
【M】		
MAD	maximum accepted dose	最大許容量
MAH	marketing authorization holder	医薬品市販承認取得者，販売承認取得者
MBO	management by objectives	目標による管理
MCA	Medicines Control Agency	英国医薬品庁（現在はMedicines and Healthcare Products Regulatory Agency（MHRA））
MDS	multiple dose study	反復投与試験

略語	原文綴り	日本語訳
MF	master file	原薬等登録原簿，マスターファイル
MHLW	Ministry of Health, Labour and Welfare	厚生労働省（厚労省）
MIC	minimum/minimal inhibitory concentration	最小発育阻止濃度
MR	medical representative	医薬情報担当者
MRI	magnetic resonance imaging	磁気共鳴映像法
MST	median survival time	生存期間中央値
MTD	maximum tolerated dose	最大耐（容）量
【N】		
NAIP	new drug approval information package	新薬承認情報集
NAS	new active substance	新規医薬品成分
NC	no change	不変
NCE	new chemical entity	新規化学物質
NCI	National Cancer Institute	米国国立がん研究所
NCR paper	no carbon required paper	カーボン不要用紙，NCR用紙
NDA	new drug application	新薬承認申請
NHI	national health insurance	国民健康保険
NIHS	National Institute of Health Science	国立医薬品食品衛生研究所
NIID	National Institute of Infectious Diseases	国立感染症研究所
NME	new molecular entity	新規分子成分
NOAEL	no-observed-adverse-effect level	無毒性量，無影響量，無副作用量
NOEL	no observed effect level	無影響量，無作用量
NOS	not otherwise specified	他に特定されない
NSAID	nonsteroidal anti-inflammatory drug	非ステロイド性抗炎症薬
NSCLC	non-small cell lung cancer	非小細胞肺がん
NYHA	New York Heart Association	ニューヨーク心臓協会

略語	原文綴り	日本語訳
【O】		
OPMA	Osaka Pharmaceutical Manufacturers Association	大阪医薬品協会(大薬協)
OPSR	Organization for Pharmaceutical Safety and Research	医薬品副作用被害救済・研究振興調査機構(医薬品機構)
OS	overall survival	生存期間, 全生存期間
OSR	overall safety rate	概括安全度
OTC drug	over-the-counter drug	一般用医薬品, 大衆薬
【P】		
PAFSC	Pharmaceutical Affairs and Food Sanitation Council	薬事・食品衛生審議会
PAL	Pharmaceutical Affairs Law	薬事法
PCA	principal component analysis	主成分分析
PCT	press coated tablet	加圧コーティング錠
PD	progressive disease	進行性疾患
PD	pharmacodynamics	薬力学
PDGF	platelet derived growth factor	血小板由来増殖因子, 血小板由来成長因子
PDGFR	platelet derived growth factor receptor	血小板由来増殖因子受容体
PET scan	Positron Emission Tomography scan	陽電子放射断層法
PFSB	Pharmaceutical and Food Safety Bureau	医薬食品局(厚生労働省)
PHC	primary health care	プライマリーケア
PhRMA	Pharmaceutical Research and Manufacturers of America	米国研究製薬工業協会
PI	package insert	添付文書
PK	pharmacokinetics	薬物動態(学), 動態
PL	product liability	製造物責任
PM	poor metabolizer	代謝能の低い人, 不全代謝者(vs EM: 代謝能の高い人)
PMAT	Pharmaceutical Manufacturers Association of Tokyo	東京医薬品工業協会(東薬工)
PMDA	Pharmaceuticals and Medical Devices Agency	医薬品医療機器総合機構
PMS	post-marketing surveillance	製造販売後調査, 市販後調査
PPS	per-protocol set	治験実施計画書に適合した対象集団
PR	partial response	部分寛解, 部分奏効, 有効
PRO	patient-reported outcome	患者によるアウトカム
PS	performance status	一般状態, 全身状態, パフォーマンスステータス
PSA	prostate specific antigen	前立腺特異抗原
PTP	press through package	PTP包装
【Q】		
QA	quality assurance	品質保証
QAU	Quality Assurance Unit	品質保証部門, 信頼性保証部門
QC	quality control	品質管理
QD	once daily	1日1回投与
QID	four times a day	1日4回投与
QOS	Quality Overall Summary	品質に関する概括資料(CTD)
【R】		
RAD-AR Council Japan	Risk/Benefit Assessment of Drugs-Analysis & Response Council Japan	日本RAD-AR協議会
RCC	renal cell carcinoma	腎細胞がん
RCT	randomized controlled trial	無作為化比較試験, 無作為コントロール試験
RECIST	Response Evaluation Criteria in Solid Tumors	固形がんの効果判定基準
REM	rapid eye movement	レム睡眠
RFS	relapse-free survival	無再発生存期間, 健存期間
RMS	reference member state	審査調整国(相互認証方式, EU)
RTC therapy	round-the-clock therapy	血中濃度を1日中有効濃度に保つ療法
【S】		
SAE	serious adverse event	重篤な有害事象
SAP	statistical analysis plan	統計解析計画書, 解析計画書

略語	原文綴り	日本語訳
SBA	Summary Basis of Approval	承認審査概要（米国）
SBP	systolic blood pressure	収縮期血圧
SCF	stem cell factor	幹細胞因子
SCLC	small cell lung cancer	小細胞肺がん
SD	standard deviation	標準偏差
SD	stable disease	病状安定化
SDV	source data verification, source documents verification	直接閲覧，原資料チェック，原資料との照合
SE	standard error	標準誤差
SJP	Society of Japanese Pharmacopoeia	公定書協会（日本公定書協会）
SMO	site management organization	治験施設支援機関，治験施設管理機関
SNRI	serotonin norepinephrine reuptake inhibitor	セロトニンとノルエピネフリン再取り込み阻害剤
SOP	standard operating procedures	標準操作手順書，標準業務手順書
SS	sterile solution	滅菌溶液
SSRI	selective serotonin reuptake inhibitor	選択的セロトニン再取り込み阻害薬
STD	sexually transmitted disease	性病，性感染症
【T】		
$T_{1/2}$	elimination half-life	消失半減期
TDI	tolerable daily intake	耐容1日摂取量
TESS	treatment emergent signs and symptoms	治療により発現した徴候および症状，有害事象
TID	three times a day	1日3回投与
TLC	thin-layer chromatography	薄層クロマトグラフ
T_{max}	time to peak blood concentration	最高血中濃度到達時間
TRSS	tumor related signs and symptoms	腫瘍関連徴候および症状
TSH	thyroid stimulating hormone	甲状腺刺激ホルモン，TSホルモン
TTF	time to treatment failure	治療成功期間，無増悪期間，治療変更までの期間
TTP	time to progression	腫瘍進行までの期間
【U】		
USAN	United States Adopted Names	米国医薬品一般名

略語	原文綴り	日本語訳
USP	United States Pharmacopoeia	米国薬局方
【V】		
VAS	Visual Analogue Scale	視覚的アナログスケール
VAT	value added tax	付加価値税
VEGF	vascular endothelial growth factor	血管内皮増殖因子
VEGFR2	vascular endothelial growth factor type 2 receptor	可溶性VEGFR2型受容体
【W】		
WHO	World Health Organization	世界保健機関
【Y】		
YTD	year-to-date	当会計年度のはじめから今日までの，今年度これまでの累計（売上高）

■本書の参考資料

1）英辞郎（株式会社アルク）

■著者略歴

内田 たけみ

1967年4月	大学卒業後，工作機械の輸入商社で翻訳を担当。
1981年4月	当時の米国製薬会社の日本法人アップジョン株式会社に転職。主に薬事関係の翻訳業務に携わる。その後，合併によりファルマシア・アップジョン株式会社，ファルマシア株式会社を経て，2003年8月，ファイザー株式会社に移る。
2005年3月	ファイザー株式会社を定年退職。
2010年4月	ファイザー株式会社での契約社員を終了。現在フリーランス翻訳者として医薬品開発に関する翻訳に従事。

医薬品開発 ― 承認申請 ― 市販後業務のための

知っておきたい 英単語・英語表現 第2版

定価　本体3,700円（税別）

平成22年2月15日　初版発行
平成26年9月20日　第2版発行
平成29年2月5日　第2版第2刷発行

著　者　　内田 たけみ

発行人　　武田 正一郎

発行所　　株式会社　じ ほ う

　　　　　101-8421　東京都千代田区猿楽町1-5-15（猿楽町SSビル）
　　　　　電話　編集　03-3233-6361　販売　03-3233-6333
　　　　　振替　00190-0-900481
　　　　　＜大阪支局＞
　　　　　541-0044　大阪市中央区伏見町2-1-1（三井住友銀行高麗橋ビル）
　　　　　電話　06-6231-7061

©2014　　　　組版　レトラス　　印刷　（株）日本制作センター
Printed in Japan

本書の複写にかかる複製，上映，譲渡，公衆送信（送信可能化を含む）の各権利は株式会社じほうが管理の委託を受けています。

JCOPY ＜(社)出版者著作権管理機構　委託出版物＞
本書の無断複製は著作権法上での例外を除き禁じられています。
複製される場合は，そのつど事前に，(社)出版者著作権管理機構（電話 03-3513-6969，FAX 03-3513-6979，e-mail：info@jcopy.or.jp）の許諾を得てください。

万一落丁，乱丁の場合は，お取替えいたします。
ISBN 978-4-8407-4634-2